U0364986

爱是一切的答案

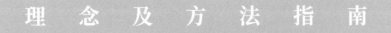

理 念 及 方 法 指 南

食生

活力、瘦身、逆龄的自然健康饮食法

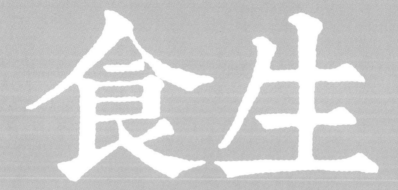

80道
美味生食
食谱

未经41℃以上温度烹调的天然果蔬
更富营养，更具活力，令我们
身心净化，能量充沛，回归自然

周兆祥·著
［食生疗愈专家］

河北科学技术出版社
·石家庄·

图书在版编目（ＣＩＰ）数据

食生 / 周兆祥著 . -- 石家庄 : 河北科学技术出版
社 , 2020.11

ISBN 978-7-5717-0251-9

Ⅰ . ①食… Ⅱ . ①周… Ⅲ . ①食物养生 – 基本知识
Ⅳ . ① R247.1

中国版本图书馆 CIP 数据核字 (2019) 第 299909 号

食生
SHISHENG

周兆祥 著

出版发行		河北科学技术出版社
地 址		石家庄市友谊北大街 330 号（邮编：050061）
印 刷		三河市东兴印刷有限公司
经 销		新华书店
开 本		710mm×960mm　1/16
印 张		15.25
字 数		172 千字
版 次		2020 年 11 月第 1 版
		2020 年 11 月第 1 次印刷
定 价		65.00 元

序一 ﹀ 可以救命的食生

在今天，信息如此发达，选择又如此丰富。对于食物的认知，有两个重要的途径：一是探索者的经验；二是科学的结论。从探索者的经验到科学的结论往往要经历一段时间。

在国外，食生有多年历史，也经历了从生食（raw foods）到食生（living food）的过程。食生在国外有很多的尝试者，很多人因为常年坚持这种饮食方式，获得了惊人的健康效果。同时，还有更多人在实践以食生为主（饮食中80%是生食）的生活。对于大部分的食生者来说，生食指的是生蔬食（raw vegan）。

营养

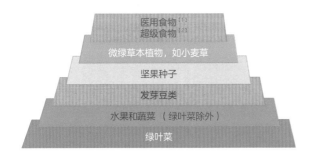

食生膳食宝塔

食生膳食宝塔的底层是几乎不限量的绿叶菜、大量的水果和其他蔬菜（特别是十字花科和非淀粉类蔬菜）。发芽豆类、坚果种子紧跟其后。上层则为少量的藻类和苗菜以及超级食物，如玛卡（maca）、可可原豆（cacao bean）、姜黄粉等。

---

[1] 医用食物，"药食同源"的食物，通常在医生指导下食用。
[2] 超级食物，营养价值极高的食物，如山药、百合、黑豆、西府海棠等。

食生的营养价值在于微量营养素。未经 41℃ 以上烹饪的生蔬食可以较为完整地保留食物中的酵素、植物化学物质等多种微量营养素。食物的营养素密度，特别是微量营养素密度可以非常高，包括植物激素（Phytohormone）、食物内含的氧（Oxygen）、植物化学物质（Phytochemical）和酵素（Enzyme），即所谓的"HOPE"。食生的主食材，深绿叶蔬菜、十字花科蔬菜和水果，是营养密度极高的食物，蛋白质的供能比也很高。其中，坚果和种子是人体蛋白质和脂肪的重要来源。极少量的全谷物（作为种子出现，如藜麦和荞麦）、发酵食物如各种味噌（miso）（如基于大豆和鹰嘴豆的味噌）和发芽食物的补充，则让食生的营养更加丰富。

健康价值

从现有文献看，基于生蔬食（raw vegan）的食生对治疗关节炎有明显效果，在纤维肌痛的治疗及心血管疾病的防治上也效果不错。另外，食生可以逆转 2 型糖尿病，对 I 型糖尿病也有明显改善效果。有限证据说明，食生有助于多种饮食相关癌症的康复。和食生密切相关的葛森疗法（gerson therapy），是目前比较有效的癌症食疗方法。从间接效应角度看，肥胖会增加 13 种癌症的发生风险，降低体重是抗癌的第一步，而生蔬食在减重上优势明显。此外，植物化学物质是食物源的抗氧化剂，食生则最大程度保留了食物中的天然抗氧化剂。如此种种，可以说，食生的健康价值是确凿的。

定位

有足够的证据说明，周期性断食有利于人们的健康。轻断食的健康价值也是基于同样的逻辑。建议大家可以将基于生蔬食的食生作为轻断食的一种路径，和低脂全蔬食结合，找到一条适合自己的健康之路。

只是没有熟食，尤其是缺少大家熟悉的主食，食生的接受度是一个挑战。不能完全食生的人，可以考虑以低脂全蔬食（whole foods plant based）为日常饮食的基础，这是一个更安全的选择，在低脂全蔬食的基础上来增加食生的比例。

如今"健康中国"已经成为中国的发展战略，所以在这个时间点出版《食生》颇有意义，因为"治未病"是"健康中国"战略的核心理念，而打造以饮食为核心、基于生活方式的预防体系是其成败的关键。

这本书里有很多符合亚洲人口味的食谱，这是周博士对食生的重要贡献。周博士是食生的践行者，他的实践经验是后人的宝贵财富。周博士在我心中是一个圣人，如果你能和他亲身接触，他的谦卑、他背后所传递的爱力，会让你感动。

在此，感谢周博士，以及所有为本书的出版做出努力的同仁。

余力

余力，日学博士，致力于推广蔬食营养和低脂全蔬食的饮食生活理念。美国康奈尔大学和坎贝尔基金会蔬食营养课程中国参与第一人，28天健康饮食计划及"说蔬"公众号发起人。参与审定及推广《救命》《救命食谱》等蔬食营养学著作。

序二　犹如亲人的叮咛，带我们走进食生新天地

　　时常有朋友来问我，如何生食。我便回答说，每天吃生蔬果就是部分生食，如果要全生食或大比例生食，建议找一位自己信任的专业明师，进行系统学习，因为生食除了吃，还关乎能量。

　　周兆祥博士就是这样一位明师，也是我生食路上的导师。我自作主张背地里称他为"周爷"，以表敬仰。

　　2015 年冬天，广州帽峰山上。周爷率领绿野林团队开设的食生课程里，我从原来胡乱折腾的半生食，自然而然地进入了全生食。下山之后，经历一个最冷的冬天，也没有被熟食诱惑。

　　直至做公众号"素愫的厨房"，每天研究低脂全蔬食菜谱，才回到小比例的熟食。全生食和大比例生食带给我更灵敏的味觉、更敏锐的感知力，让我拥有无尽的创作灵感与快乐。可以说，这本书里写的食生带来的身心益处，我皆有体会。

　　初尝全生食美好境界时，我心中也曾犹豫，还要不要继续创作素食菜谱的理想？因为全生食初期，最怕熟食诱惑。周爷说他开始尝试全生食时，每到太太做饭时就要躲到屋外去，因为太太做的饭菜太香了！

　　所幸当时遇见绿野林团队的义工贾睿，挥去了我心中疑虑。

　　从曾经的重度抑郁症患者，因生食变回阳光少年，

当贾睿在台上讲述他的故事时，全身散发着难以言述的吸引人的能量。他坐在我面前轻声细语，眼睛里闪着亮晶晶的光，让我不能不感叹生食的神奇。

恢复健康活力的贾睿发愿推广生食，而他自己早已自然进入到单一果食状态，即这个月每天只吃 12 个香蕉，下个月可能每天只吃几个火龙果，可他却忙前跑后为我们制作各种食生美食，自己一口不尝。

原来，我们自己吃什么不重要，重要的是，我们想用什么样的方式，传递爱。

纯净本味的低脂全蔬食，是从杂食走向生食路上的过渡，也是部分比例生食所需的健康素食。想到这些，内心拨云见日。

2015 年提到生食，朋友们的反应都是不可思议，时至今日，身边许多朋友都在体验生食。还有朋友开始嫌弃一些"食生美食"不够健康，比如生食蛋糕，不喜其脂肪过多。

事实上，周爷把食生美食按健康分为 ABCD 几个等级，他自己当然只需要 A 级食物就可满足，费心研发其他丰富美食，也是为了大众过渡所需。许多朋友只因一尝生食蛋糕的美味，便开启了尝试生食的新天地。

感恩周爷特意为我们撰写这本普通话版《食生》[1]，只要投入真心细细研读，即便没有机会参加周爷的现场课程，也能系统学习到生食的理念，更重要的是，能感知和接收到这份能量与爱。

阅读这本书的感觉，犹如亲人的细细叮咛，有时甚至会

食生

[1] 相较于 2013 年在中国香港出版的粤语版《食生》（繁体）。

感到絮叨，我很清楚这些絮叨的意义。周爷倡导着一个极简自然的饮食理念，却用反复念叨来化解我们回归自然路上所将遇到的种种障碍。

如同宝宝蹒跚学步时，父母细心守护温柔鼓励，直至孩子步履渐稳，奔向远方。大多数爱都期望拥有，而这一份爱，期望别离，当你不再需要我，说明你已长大。

若我们不再需要翻读这本书，仅仅坐在阳光下，慢慢品尝一瓣橙子的味道，就能尝出生命的满足，我想那便是这本书的意义。

素愫

素愫，人称"素愫仙厨""愫小仙"，不多食人间烟火，以生蔬果为主食；不多有社交应酬，以美食谱为主业。

惯用极简的食材、极简的手法，变幻出颠覆想象的味道，坊间多用"惊艳"来形容，素或不素的吃货，随时可能被诱惑。

文风清奇，古灵精怪，可能是被做菜耽误了的段子手。

信念：爱的教育，始于餐桌。

出版著作：《极简全蔬食》。

微信公众号：素愫的厨房。

你的饮食属于 A、B、C、D 哪一级？

百病早愈、长期无病无痛……？

样貌愈来愈青春……？

肠胃舒服、精力充沛、睡得好……？

情绪稳定、时常感觉开心……？

享受到更多吃的乐趣……？

这些都不是梦想：**吃对了，这些愿望就能全部实现！**

只要食生成功，人人都可以提升生命境界，新天新地，健康又活力充沛地多活二三十年。

近年，对自己进行了一场彻底的饮食大革命，改变了健康状况，改变了身心状态，也改变了命运，亲身体验到上述全部的奇迹，证明了"you are what you eat"果然有道理。

"吃对了"是什么意思？

一言以蔽之：按照"本能"饮食，**容许身体以天然的正常状态运作。**

其实，吃什么就变成怎样，有因必有果，我们每一刻都在选择自己生命的层次：

- D 级：如果你大量吃肉，又煎又炸又焗，还不假思索地将甜食和各式各样的加工食品送进口中，时常外出进餐，那么百病丛生、心情不稳定将无可避免。

- C 级：如果你少肉多菜，吃喝还算节制，像时下大部分关心健康的人那样每日三餐，恐怕身心健康仍然难有把握长期理想。

- B级：如果你吃素、吃整全的谷物、少盐少油少糖少煎炸，注重所谓的营养均衡，而且不吃过饱，那么这是B级吃法，你正享受着B级的生命燃料带来的B级生命状态。

- A级至A++级：如果你食生，采用真正顺应自然的方式饮食，那么你才有可能享受到A级的生命燃料带来的超级健康人生！

缘分安排你此刻迎接重大挑战，为什么你居然甘心活在A级以下的人生？我已实践了！你，当然也办得到。

人生来到大转弯关头

我在贫穷的家庭中长大，自小吃得简单、平凡，也算相当健康：多菜极少肉、没有化学添加剂、没有农药残留、天天吃粗粮。经济独立后，也吃得非常有节制。

36岁，我无缘无故开始吃素。其后接触到食生（living food）的理念，于是尝试逐步实行，还远赴海外，访问过世界级的专家、先行者，翻译、编写过一本又一本与食生有关的书和食谱，开始搞部分或完全食生的宴会和工作坊。

63岁时的一天，我毅然决定此后完全食生。当时我清楚地知道：这是一生最重要、最神圣、最明智、最大胆疯狂的决定，也是最大的冒险，最残酷的实验，最高风险、最高回报的投资。

经过几番折腾，过了大半年，我终于可以说自己完全适应了食生的生活。身体全面更换零件配套的工程似乎差不多竣工了（虽然清洗排毒仍需要好几个月甚至几年才会比较彻底），心理和社交方面也再没有什么麻烦或不便，大致上习惯了周围人或多或少地那样认识自己、对待自己，所以简直是前所未有的心安理得，食生的生活方式好像那么理所当然，犹如自出生开始已是如此一样。

64 岁生日那一天，我记下了这样一段话：

曾经度过六十多个生日，今年这一趟肯定是最特别的了，生命竟然完全改观了，世界也不再一样，阿祥活在新天新地之中。

简直难以置信，即使天天享受着这样的境界，此时此刻也不肯、不敢肯定这完全是真的——

我更开心了。

我更豁达随和了。

我更清净、闲适、平适、轻快了。

我内心更满足、圆满、丰盛了。

我头脑更清醒了。

我的肠胃更舒服了。

我每天睡眠时间少了 40%，工作时间增加了 40%。

我口味更健康，味觉更敏锐，更享受食物的美味，而且不断遇上惊喜。

我更长时期地精神饱满、活力充沛，长时期工作毫无倦意（直到深夜也通常不感到需要上床睡觉）。

我更有灵感，更加敏锐地接收到自然的启示，更放心地去信任直觉。

我更旷达了，期待与应的事情然然　　更识朋真。

我更多地能能见到宁越。

我更懂得感恩。

我天天清晨醒过来，充满欣悦之情地期待又一天的幸福欢乐时光，不会赖床想多睡，也不会厌恶寒冷天气。

如此这般，我开展了相当不一样的生活方式，而且感受很不同，际遇更离奇：周围不断有相识的、不相识的人改为食生，太多人找到我们寻求支援，结果只好开班讲授食生见闻，后来还开了食生餐厅和健康店"绿野林"，客似云来，其中不少是再三前来取经又享受美食的，奇迹不断。2014年（66岁）开始，我更率领团队跑遍祖国大江南北，宣扬食生食出新生的喜讯，同胞反应之热烈、坐言起行的勇气令大家惊叹、难以置信。

我不断告诉听众："食生是向宇宙宣示自己真正有爱心，关怀下一代，为众生着想。食生是加入人类的未来，因为人类未来必然逐渐回归自然，人人都食生。食生之后，你不断在享受高层次、升华了的意识，终生享受健康、青春、活力，省下大量的时间、金钱和精力，免去了大量的麻烦和辛苦……你还在等什么呢？"

这就是今天的我

执笔之日，我已完全食生 8 年了，比起食生之前，我的身心各方面都有了不少明显的变化（部分同 64 岁时）：

√ **劳累大为减少**——睡眠时间减少，却睡得更好。

√ **抵抗力增强**——伤风感冒等更少得。

√ **身材更理想**——纤瘦，肚腩消失。

√ **身体适应力增强**——更不怕冷、不厌热。

√ **消化更佳**——排便更通畅、频密，餐后再没有饱滞怠倦。

√ **身休轻盈**——感觉身体矫捷、干净，运作更完美。

√ **精力更充沛**——工作效率提升。

√ **思路更清晰**——减少了胡思乱想的干扰。

√ **葆青春、返老还童**——白头发变黑，皱纹减少，皮肤更嫩滑，牙周病改善。

√ **情绪稳定**——放下了多年来挥之不去的愤怒、仇怨，时常能够用包容、感恩的心态待人接物，性情平和、更随遇而安。

√ **更能享受食物**——每一餐都是那么向往，由头到尾吃得开心满足。

√ **与身体沟通加强**——更清楚、频密地接收到身体发出的信号，吃了什么或做了什么事，能实时感应到结果。

√ **口味转变**——爱上了健康的食品，"忘记"了以前嗜好的不健康食物，不再依恋或靠它们解馋。

√ **欲念不断减少**——吃的、用的都愈来愈简单，失去对美食及其他奢华享受的兴趣，反而内在自足，别无所求。

√ **时常感觉良好**——越来越多地莫名欣悦，内心常怀喜乐，心态更积极。

√ **更能享受独处**——乐于享受与自己相处。

√ **修行层次大进**——修行境界提升，感应力增加，得到更多的开悟，少了烦忧，多了自在，觉得生命圆满。

√ **与大自然连结更紧密**——与身边的动植物及其他人更接近，紧密连结。

√ **更可爱可亲**——人缘佳，气质提升，心情极佳。

√ **运气更佳**——好事情一连三地来到，而且，由于身经力中更清楚地体验到，可以说上上左右一切都是奇迹

食生才有生命圆满

总的来说，食生让我真正地做自己，敢于"众人皆醉我独醒"，亲自体验到"十目所视，十手所指"的考验滋味，不知不觉体验到：有勇气去"做自己"原来完全没有问题的呀！人家的质疑、为难、嘲弄、挑战、责备，正好化为正面的动力，激励自己更用心去活得更精进、更美妙，证明自己的选择正确。

人生苦短，我们犯不着为了讨好人家而活，毕生做别人要求的那个自己；更没有理由人家错自己也跟着错、人家笨自己也跟着笨、世人糊涂疯狂自己也糊涂疯狂。经此一役，你只会更成熟、更有自信、更清楚自己此生存在的使命与意义，抬起头哼着宇宙的深邃旋律潇洒走一回。

这个确是生命中最大、最冒险，也是最幸福的决定。感恩！

食生，让我感受到真正"回归自然"的那种喜悦——因为自己天天做了顺应天道的事，而领略到上天祝福的滋味，即**无缘无故会由内心涌出种种愉快、满足、喜乐的感受，不时活在痛快淋漓、天人合一、平静安祥的境界之中。**而这个状态，不正是古今中外高人圣者梦寐以求的乐园境界吗？

你又怎么说呢？

周兆祥
香港野鸽居 2019

目录 CONTENTS

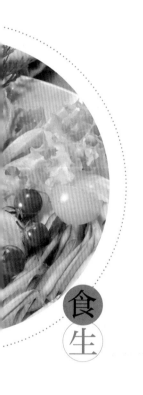

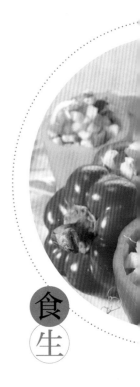

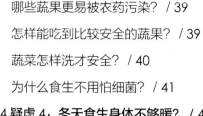

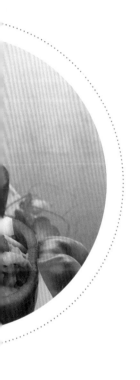

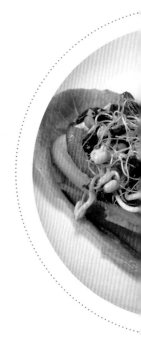

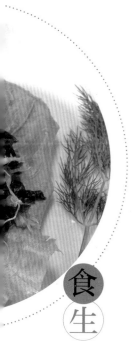

食
生

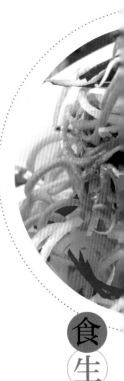

食
生

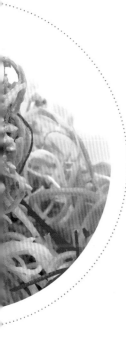

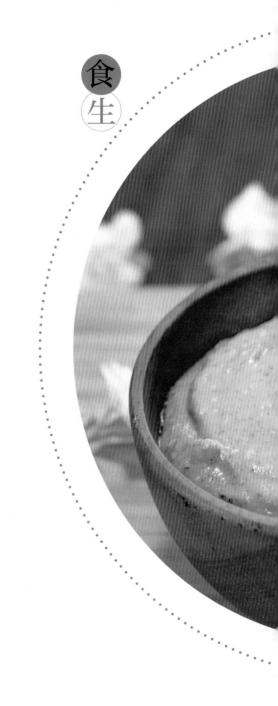

食生

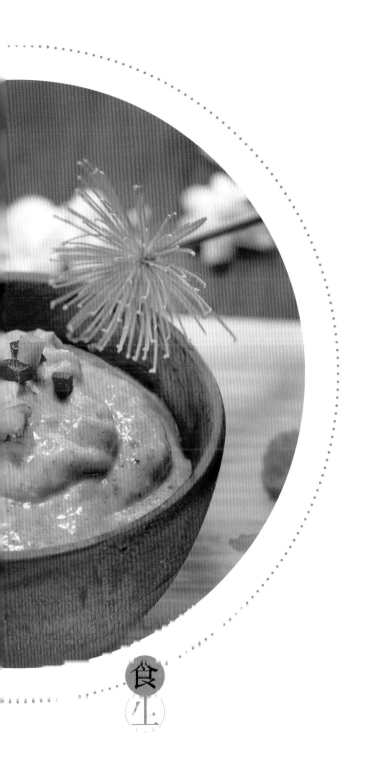

第1部分　理念

食工

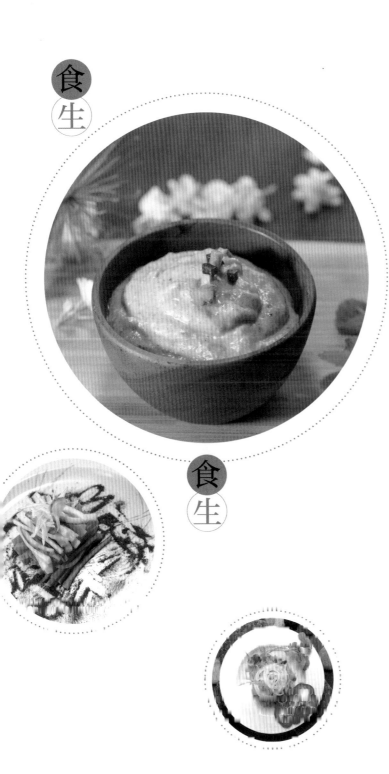

第1章 熟食有何不足之处

食生

食生

1.1 我们应该吃得像猩猩？

究竟"回归天然"的饮食是怎么一回事？

就是按照自己身体原本的设计来饮食。

地球上的动物，从进食的角度而论，可分为5类。

肉食类：只吃动物性食物，例如狮子、老虎、鲨鱼。

杂食类：可以吃动物或植物性食物，例如狗。

草食类：只吃草与植物的枝叶，例如牛、羊、鹿。

谷食类：以种子为主，例如部分雀鸟。

果食类：以水果为主，辅以少量树叶、种子等，例如猿猴。

按照人类的生理结构，我们是属于最后这一类的，例如我们的消化液和胃肠设计，是安排来处理素食的，并不十分适合肉类或其他动物产品，如奶和蛋。我们也没有尖锐的爪和犬齿来捕猎动物、撕裂骨肉。

按照人类的进化历史，我们属于猿猴类中的灵长类（primates），近亲是猩猩，人类的遗传基因有99%以上与猩猩一样，所以身体功能运作几乎没分别。猩猩和其他猿猴都是果食类动物，只有极少数例外，如狒狒。因此，至少由科学的层面来理解，人类本应像猩猩那样吃，才符合大自然的设计。我们比较一下人类与其他猿猴的进食方式，即可明白今天我们吃得有多背离自然：

- 猿猴只会生吃，我们多吃熟食。
- 猿猴只吃到时令的食物，我们吃东西四季不分。
- 猿猴绝大多数食物即摘即吃，我们的食物几乎全部久存，早已失去生命力。

- 猿猴只能吃到居处附近的东西，今时今日我们的食材来自四面八方。

- 猿猴只吃常温的食物，我们吃不少烫热或冷冻的食物。

- 一般猿猴主要只吃水果加少量绿叶和种子，我们既吃肉又吃大量谷类。

- 猿猴吃的东西从不调味，我们大多数食物经过调味。

- 猿猴只吃天然出产的食材，我们吃下的食物大部分经过人为加工。

- 猿猴只吃天然有机食品（未遭人工破坏），我们吃许多带毒素（如农药残留）又营养恶劣（如催熟的农作物）的食物。

- 猿猴不会吃危害健康的东西，我们长期做着相反的事情——如喝酒、喝软性饮料、吃煎炸食品。

- 猿猴每一餐甚至每一天、每几天吃同一两种食物，我们每一餐吃几十种，甚至几百种食物进肚子。

- 猿猴进食时充分咀嚼，我们多数匆忙又懒惰，咀嚼得远远不够。

- 猿猴随心随环境（如天气）决定什么时候吃、吃多少，我们习惯定时定量进食。

- 猿猴饿了才吃，我们时常并非饥饿亦会进食。

- 猿猴不会边吃边喝，我们惯常又吃又喝。

- 猿猴不会吃过量，我们时常吃得过饱。

- 猿猴专注进食，心无旁骛，我们一边吃一边谈话、思考、阅读或看着电脑荧幕，甚至还工作。

- 猿猴只在白天进食，入夜后休息，我们晚餐或宵夜吃得最多。

多，最"丰盛"，甚至在深夜仍然进食。

- 猿猴身体不适或疲累时会停止进食，又不时由于种种原因（如大雷雨）而少吃停吃（断食），我们病了累了仍然进食，绝少做断食。

1.2 我们的"正常"饮食有何不足之处?

今天，大众所吃的"正常食物"中，难免有一部分是难以消化、营养成分低、不利于吸收的，而且大众的"日常吃法"中，也有一部分是不利于养分的消化和吸收，反而令身体既积毒又劳累的。[①]

随便举例：香肠、烧肉、炒菜、煎蛋、煮鱼、饺子、馒头、蒸糕、茶饮、豆浆……这些都是家庭和餐馆中最受欢迎的菜式，也是我们天天吃得到、不当作一回事的菜式。可是，它们无一例外都是B、C、D级的生命燃料。请看看这些食品的真相：

（1）**欠缺该有的天然营养：** 由于现代工业化农耕长期采用依靠化肥、农药等的非生态操作模式，因此大部分食材的天然营养已七除八扣，甚至荡然无存，即使"有机"产品亦不敢保证。

（2）**养分早已被破坏甚至变质：** 由于工业加工和加热烹调，使食品原有的养分难以被人体吸收，有时甚至会产生负作用。

（3）**处理方式不当：** 由于未能采用符合自然的方式处理食物，令部分养分无法好好吸收，例如很多种子都要发芽后消化系统才易处理，但我们吃的米饭、小麦、坚果等绝少发了芽才吃的。

（4）**身体状态不利于消化吸收：** 由于吃得匆忙、不够专注，所以咀

---

① 相关内容可参阅《我医我素》（江西科学技术出版社，2018）第一章。

嚼不足、津液不足，再加上疲累和心情欠佳使肠胃运动不足，就算食物养分再多，亦只会穿肠而过，更糟糕的是变成废物积聚在体内，诱发百病。

（5）**组合方式不当：** 由于每餐同时吃太多不同种类的食品，尤其是属于不同本质的食物（蛋白质、淀粉、脂肪等），再加上进食次序不当，例如先吃难消化的食物，导致消化过程倍添艰难，往往令消化液彼此抵消，结果食物中的养分无法完全吸收。

以上 5 种不幸情况（其实还有更多），令我们吸收不到食物大部分养分；也就是说，大众以"一般吃法"来吃"一般菜式"，结果身体真正吸收到的，只是食物天然状态本该有的养分的几百分之一。

按此道理，只要大家改变选材、改变吃法，那我们只吃几百分之一的分量，用几百分之一的精力消耗，即可得到足够、甚至超级的养分！

这就是我要向大家推荐的、亲身实践证明的 A++ 级吃法。

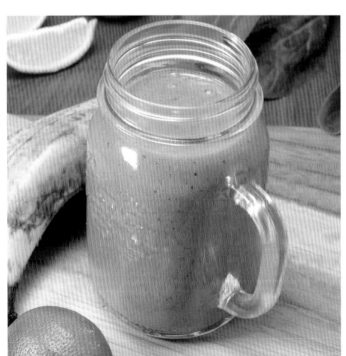

1.3 如何快速升级饮食

■ **我们每年竟吃下数千种食物添加剂?**

市面上发售的食品及餐馆供应的菜肴,难免"附赠"大量食物添加剂,包括调味料、色素、防腐剂、漂白剂等,估计我们每年吃进肚里的添加剂达一个麻将箱那么多,种类达数千种,大部分在人体内产生的影响仍然未知,混合所导致的"鸡尾酒效应"更无从估量。而这些"下毒"的商业行为是合法的,我们长年累月懵然接受。

改善行动:尽量减少外出用膳,尽量不买加工食物,尽量减少使用调味品,尽量吃本地新鲜、时令、有机的食品,尽量自己下厨。

■ **我们购买的大部分食物,其养分早已大打折扣?**

很多市面上发售的食品,养分早已大打折扣,甚至含有各式各样的"有毒"物质,原因繁多,例如生产的土地贫瘠令食物失去生命力、食品加工过程破坏养分,生产商为了讨好消费者的不良口味或将货就价而采用劣质原料及不良手法处理等。

改善行动:最好当然是自己种植食物,其次是买优质及有机的食材,或吃水中的食材(如西洋菜、空心菜)。

■ **我们吃下的食物,95%不符合自然?**

人类文明由几万年前开始"发展",跟自然设计的距离愈来愈远。

今天我们每日吃进肚里的，至少有95%不符合自然之道。我们自小进食不该碰的东西，包括肉食和部分蔬果，还有人工化学物质。

改善行动：清楚认识人类身体的天然设计该吃什么，然后坐言起行去改变。

■ 过量进食令免疫力下降？

现今大部分人吃进肚里的东西，分量远远超过身体的需要，导致身心劳累、免疫力下降、食物未及消化便变成毒物堆积体内，百病丛生。

改善行动：减少进食分量，减少熟食，多多食生（详见第2章至第8章），适当做断食（详见5.4）。

■ 我们绝大部分的病，都是吃出来的？

近年来越来越多的医学研究证明，现代人绝大部分的病都是吃出来的。

每一种不宜人类吃的食物，如肉类、面包、煎炸烧的菜式等，吃进肚里都会引起炎症反应；每一种刺激性食物，如茶、咖啡、软性饮料、各种调味料等，吃进肚里都会令人精神更紧张。我们自小已在这种饮食文化中生活，难怪完全健康的人不多呢。

改善行动：当我们恢复遵循自然的方式进食，身体收到信息，开始减少，体内积存减少，自动会进步加速排毒过程，此时若能配合做排毒功夫、改变心态，多多休息，改变生活坏习惯（如避免工作过劳等），那么健康水平便会逐渐回升，病症一一消失。

■ 调味品和熟食可能存在健康风险？

　　现时大家吃的食物，绝大部分或多或少会刺激身体，导致身心处于紧张的作战状态。"罪魁祸首"正是调味品和熟食，而二者时常"狼狈为奸"，危害健康。

　　改善行动：多多食生（详见第 2 章至第 8 章），少用调味品，尽量少外出用膳，不吃加工食品。

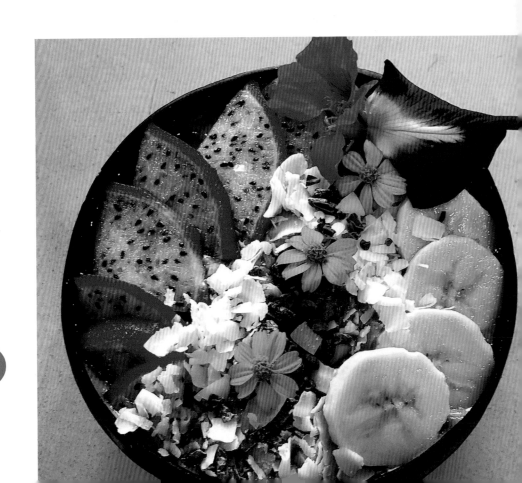

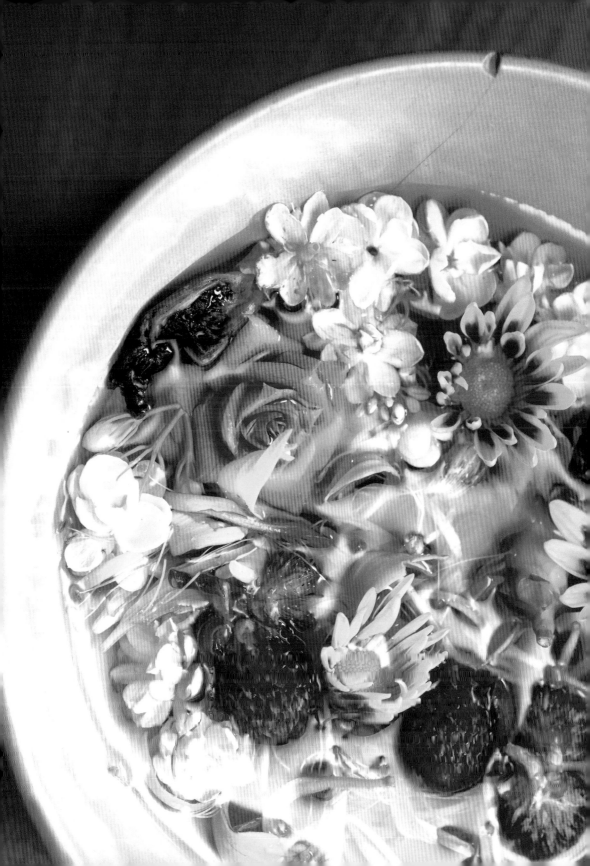

1.4 为什么食物煮过之后营养价值下降?

熟食是现代人的"习以为常",却不一定那么"理所当然"。

如果我们留意,就会发现人类本来就是果食(以吃水果为主)的动物:从几百万年以前开始,人类的祖先凭感官选择食物,通过颜色、香味、味道来决定吃什么。所有动物经过长年累月的进化过程,都懂得选择对身体最有利的食物和吃法。

后来人类学会了用火,进而发明了熟食,并逐渐使之成为餐桌上的主角。然而,近年科学实验逐渐证实:吃熟食的动物和人,健康情况远远不及食生一族。所有动物的生理设计都是宜食生的,即使到了今天,我们的身体设计仍然和几百万年前于原野上生活时一样。

至今为止,我们绝大部分人(包括直到中年的我)从来不觉得将食物煮熟有什么问题,但请看事实:

▷ 食物煮熟之后,B 族维生素平均损失了 50%。

▷ 食物煮熟之后,维生素 B_1 损失达 96%。

▷ 食物煮熟之后,维生素 C 平均损失达 70%~80%。

▷ 食物煮熟之后,叶酸损失达 97%。

▷ 食物煮熟之后,酵素损失接近 100%。

▷ 食物煮熟之后,化学结构不再一样:

* 其他维生素也多遭破坏。

* 一半的蛋白质会凝固,身体不但无法吸收,反而要付出很多能量去处理。

* 脂肪氧化，产生种种危害身体的化学化合物，如反式脂肪酸、各种有害的碳氢化合物等。

* 糖分变得复杂，吃进体内导致新陈代谢加剧或出现反常反应。

* 矿物质由有机变成非有机状态，无法被身体使用，而且产生各式各样的毒性化学物质。

* 杀虫剂和除草剂转化成为毒性更强的化合物。

* 自由基大增。

▷ 吃熟食有可能造成：

* 过热的食物会灼伤食道和胃壁。

* 每次吃下熟食后，体内的白细胞数量会骤升，这是身体觉得受外敌入侵，因此提升警戒水平，进入紧急状态。由于食物中原有的酵素遭到破坏，导致身体强迫抽取自身的酵素去消化食物、排走废料与毒素，浪费珍贵的能量。

反而，食生的食物未经高温（41℃以上）烹调、未受化学辐射污染，故仍能保持新鲜，充满生命力，吃进身体能提升身心灵状态（详见第2章至第8章）。

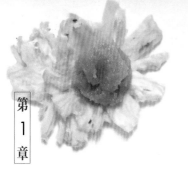

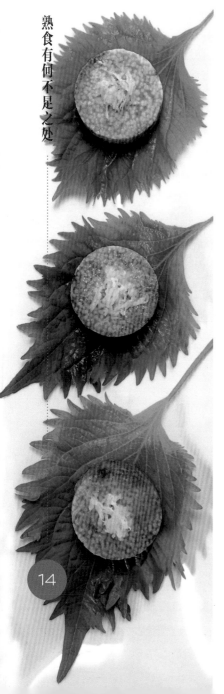

14

1.5 熟食比生食容易消化吸收?

这与事实并不相符。

当然,大米、红薯、猪肉、牛腩都是煮熟了才易消化,但是这些都不是最适合人类的"食物"。适合我们吃的,反而是易消化又好吸收的"生食"。

刚开始食生的人,的确会觉得某些生吃的东西不好消化吸收,如菜叶等(富含膳食纤维),其实那是因为我们吃了一辈子熟食,"胃火"早已大大减弱(即消化功能下降),一时不易处理大量"正当"的食物。但过不了几个月,机能恢复天然,自然不会再有消化困难。

"熟食中的营养较易吸收",这说法似是而非。因为在某些情况下,食生食材中的个别营养较难吸收,煮熟后确是会吸收得多一点,但需要付出极大代价,包括破坏了诸多其他养分,甚至释出毒素,又或因需要调味而导致滥吃、误吃、上瘾等不良后果。其实只要少吃一点暂时难消化的"正当"食物,加上用优质搅拌机液化,即可尽收所需养分,西红柿中的番茄红素便是经典的例子。

1.6 熟食为何不利于增强体质、延缓衰老?

　　全靠体内千万个酵素系统同时配合运作,我们才能顺利呼吸、思考或做任何动作。若没有了酵素的"活力",我们都会变成一堆没有生命的化学物质。而人体内的酵素一旦用完,我们就会死亡。所以,我们愈能保持酵素量,使其发挥作用,就愈长寿。

　　我们这一代的城市人,几乎都会遇到大大小小各种健康问题,这并非由于我们营养不足,其实大多数在富裕社会生活的人不缺营养,我们欠缺的反而是酵素,特别是以下三种:

　　(1)使身体运作的新陈代谢酵素。

　　(2)用于消化食物的消化酵素。

　　(3)只存在于新鲜有生命的食物、能启动消化过程的食物酵素。

　　想让身体正常运作,保持健康,一定要靠这三种酵素完美地工作。因此,我们非尽力保证身体内有足够储备不可。

　　人到了一定年纪,酵素力量就会慢慢减弱,体内的新陈代谢酵素与消化酵素数量日渐减少,导致身体活动能力衰退,消化能力下降。

　　而食物酵素则是食物本身已具备的,并非人体自行生产提供。食物酵素的作用是在人或动物的肠胃里把食物预先自化,把吃进肠里的食物复杂的分子分解为比较简单的分子后,才再给身体的消化液（胃液、胰液、胆液）接力，完成消化过程，再由小肠等吸收。最重要的是，只有天然未经烹煮的食物才含有食物酵素，这种物质一煮就损失完了。

如果我们生食青菜、芽菜、水果等，那么，这些食物自备的消化酵素便能大大减轻肠胃的负担。相反，如果我们吃煮熟了的"死"食物，身体便要分泌大量消化酵素，甚至抽调新陈代谢酵素变成消化酵素，以协助消化。长此下去，身体的新陈代谢很可能出问题，使身体衰弱又加速衰老。[①]

著名营养师爱德华·豪厄尔医生撰写了《酵素全书》一书，列举证据说明许多种慢性病，如过敏症、皮肤病、肥胖症、心脏病以至未老先衰和一些癌症，都是由于体内酵素不足。另外，他也曾做研究，发现一般40岁的美国人，体内只余下30%的酵素。这余下的30%酵素，还要耗用其中的75%去清除体内的毒素，于是健康只会不断走下坡了。

幸运的是，虽然只剩下30%的酵素，但如果愿意选择改为生吃素食，让身体自动排毒，我们仍然可以健康地活下去。

以下的做法或情形，会令体内酵素提早用完：

（1）吃煮熟的食物。

（2）吃被人工化学物质及辐射线污染的食物。

（3）吃药、吸烟、喝酒及喝含刺激性物质的饮料，例如茶、咖啡、可乐等含咖啡因的东西。

（4）时常发烧感冒。

（5）经历太高温或太低温的环境。

（6）呼吸污染了的空气。

---

① 属于酵素营养学的范畴。可参阅《酵素全书》（世潮出版有限公司，2008）、《早上断食，九成的毛病都会消失》（时报出版社，2017）。

1.7 为什么我们那么喜欢熟食？

　　我们天天在吃的东西，大部分并不是身体真正需要的。我们会吃那些垃圾食物，还吃那么多，是因为我们不开心，在其他方面得不到满足感，所以靠吃垃圾食物来麻醉、奖励自己，不停地刺激自己（所谓提神），结果弄巧成拙，造成恶性循环。

　　你喜欢喝某种软性饮料，可能是 8 岁时考试成绩好，爸妈买该种软性饮料来表示嘉许，于是你内心将这种软性饮料等同成就满足感，念念不忘；你喜欢吃比萨饼，可能是初恋时与恋人到餐厅，多次吃过比萨饼，从此你每次感到需要被爱，便马上回到当日的甜蜜陶醉世界……

　　我们也时常将食物当作奖赏或补偿，例如失恋或面试失败时，郁郁寡欢，就去大吃一顿，企图"抵消"挫败感，又如获奖或完成了一个大计划，就用大量甜食来"慰劳"自己。

　　简单来说，吃是心理满足（want）多于生理需要（need），而且慢慢成瘾。我们自小习惯吃下精制的"三白"食物，即白米、白面粉、白糖，导致情绪上对这些精制食物产生依赖，身体也会要求我们吃下习惯吃的食物。我们不吃白米、白面粉就觉得浑身无力，不够饱；不吃添加了白糖的食物或饮品，就觉得不够满足，令精制食物瘾难以戒除。可是这些精制食物都是有害健康的，足令人上瘾的，令人情绪更不稳定，身体需要更多能量去分解这些有害物质，以致更疲劳。

　　无妨，熟食这"瘾症"不容易戒掉，不过只要有决心，本书以下的资料与智慧一定可以帮到你！

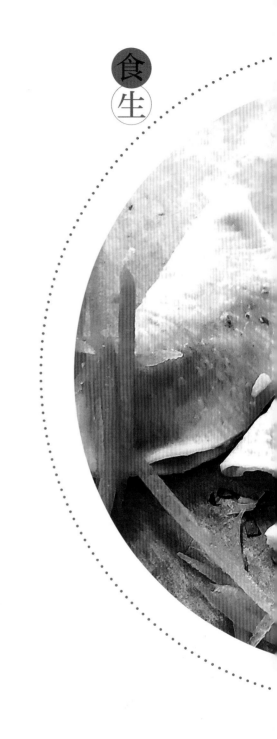

食
生

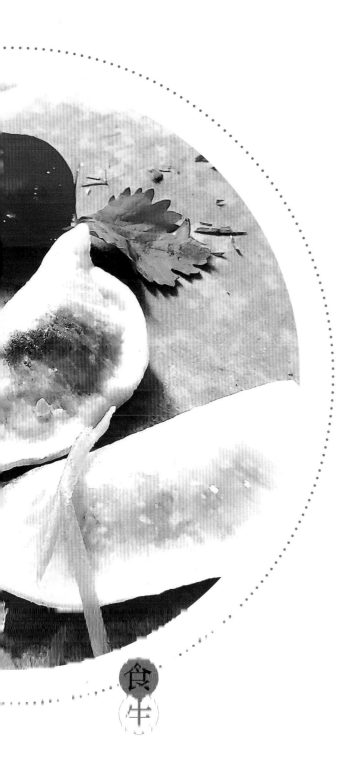

第2章
食生吃出超级生命力

食生

2.1 什么是食生?

食物经加热至 41℃以上,酵素尽失,其他养分(充分加热才能释出的营养成分除外)亦纷纷破坏,这些是"熟食"。未经历高温又未经大量化学物质加工或辐射处理的食物,一般称为"生食"(raw food)。

可是通常食材放置日久或储藏不当,酵素也大量流失,即使未经人工加热,也再没有多少生命力,对人体的益处亦会大减。如果吃仍然保存生命力的东西,才算是食生(living food)。

所以,食生就是尽量吃仍然具备生命力的东西。

凡是种子的酵素都处于睡眠状态,例如豆类、杏仁、腰果等,最好先泡水发芽以活化酵素,对人体更有益。

不少食生者尽量采用近乎 100% 食生的方式,也有很多人认为 75%~90% 已经非常理想,平日随心吃少量熟食。也有些食生者多吃不同种类的食物,例如果食者(fruitarians)以吃水果为主;芽苗食者(sproutarians)以吃发芽的种子为主;汁食者(juicearians)以喝蔬果榨的汁为主。

和素食者一样,食生者亦会按本身的文化与信仰来选择食物,例如有些不吃菌类(冬菇、草菇、木耳等),有些则不吃五荤(洋葱、蒜头等)。按照原则,吃蛋(未经加热的)、奶(直接挤出来未经处理的)、肉(包括海鲜,未经烹煮)、蜂蜜(未经处理的)也算是食生,确有小部分食生者会吃这些东西。

可是这样其实既不安全又违反绿色原则,因为这样吃是高碳、破坏生态以及欠慈悲的,所以食生还是以全素(vegan)最为理想。

2.2 食生有什么好处？ ①

■ 真正回归自然饮食的祝福

√ **身体好**：百病早愈，免疫力大幅度提升，从此很少生病，不再活在亚健康状态中。即使受到感染（如流行性感冒）也能快速复元。伤口加速愈合，过敏症状消退，蚊虫叮咬减少，体质全面改善，不再忌寒忌热，不再怕冷怕热，视力听力渐入佳境，生理期渐趋轻松舒服减少折腾。

√ **睡得好**：睡眠质量提升，容易入睡，醒来时舒服又精神。

√ **活力好**：身体付出最少的劳动得到最多的养分，运作顺畅，长期精力充沛，多劳而不累，体能增强，耐力倍增；睡眠所需时间减少，工作效能大大提升。

√ **消化好**：胃口改善，排泄畅通，肠胃感觉舒服轻松。

√ **仪容好**：体形变佳，容光焕发，头发变黑又亮丽，皮肤嫩滑，斑纹及其他皮肤问题消失，体臭减少，样貌返老还童。整个人气质改变，散发可爱可亲的魅力。

√ **身材好**：恢复理想的体重和线条，体态轻盈娇美。

√ **味觉好**：不用长期大量吃人工化学添加剂，如调味料、食用色素、防腐剂、抗生素等刺激味觉，尽情享受饮食的乐趣。

① 编辑提示：本书中，作者难免会不自觉地重复使用某些词，有很多地方都在分享食生的种种好处，虽有重复，但本着尊重作者感情的原则，予以保留，恳恳请各位也能作此感同身受啊！

√ 营养好：食生不但保存了食物的营养，而且使营养可以更快更好地被人体吸收。

√ 体能好：更有耐力，疲累减少，运动成绩更佳。

√ 心情好：情绪愈来愈正面，时常开心积极，内在充满喜悦。长期的焦虑、急躁、恐惧、愤怨逐渐消失。

√ 人缘好：长期欣悦充满感恩之情，自然大受众人欢迎，吸引到最正面又健康的缘分。

√ 生态好：减少消耗能源、破坏环境，对保护自然贡献不少，而且慈悲蒙福。

√ 脑力好：大脑得到合适的营养，于是思想更灵活、思维更敏捷，灵感泉涌，触觉敏锐。

√ 修行好：更容易连结天地自然，各种修行功夫境界大进；对活着不断觉得兴奋、感恩，感到每天生命都饶有意义。

√ 际遇好：由于内心自在又满足，不断发放正能量，于是时常好运气，处处顺意、心想事成，生命中奇迹不断出现。

■ 开始了食生生命不再一样

通常，我们从几个月大开始，便不断将熟食和各种违反天然的物质送进肚里。我们的身体根本不容易，甚至不可能处理这些错误的燃料，同时又只能容忍这些废料。身体知道这样下去，只有死路一条，于是想尽办法自保，逐渐容许废料在肠壁中沉积，并大幅减弱吸收功能，以减少毒物入侵。

当我们开始食生，身体马上感应到毒物停止进犯，吃进身体的燃料都是那么正确，大喜过望。几个月，甚至更短时间之内，身体即撤除各种防御措施，胃肠开始恢复敏锐反应，此时以下现象往往明显起来：

√ 消化吸收功能突飞猛进：不再有胃胀、多屁、便秘等症状，身体得到更多营养。

√ 疲累减退：肠胃觉得舒服，精力明显增加。

√ 止痛：体内不同部位的各种疼痛逐渐消失。

√ 外表亮丽：皮肤恢复嫩滑漂亮，斑纹变淡隐去、各种问题消退。

√ 减重：大量排毒导致体重骤然下降，胖子会减掉30斤以上，中等身材者亦会减掉10~20斤，但是一段时间后会稍为回升，从此保持理想的身材。

√ 脾气转佳：人际冲突减少，与家人、同事、朋友的关系改善。

√ 排毒过程开展：种种反应陆续出现（详见5.4）。

√ 对毒物敏感：所有不健康的、违反自然的食物，都会很容易引起身体的强烈反应，如不适、疼痛、过度兴奋以致难以安静、情绪波动等。

√ 口味转变：一方面越来越向往食物的天然味道，厌恶人工调味；另一方面觉得食生的食物非常美味，以前没有感觉甚至抗拒的食物也突然觉得好吃。

√ 慈悲心增长：越来越感受到大爱，能够关怀他人，泽惠众生（比如难忍动物受虐待）。

√ 拥抱大自然：越来越有冲动多多享受郊野环境，醉心保护大地。

√ 恢复跟自己沟通：与身体及内心恢复密切沟通，越来越可以凭直觉判道自己此刻该吃什么，以及该怎样吃才常有益。

√ 滑心寡欲：内心不断感到圆满自在，不再外求。

√ 与身体恢复连结：不断收到身体传来的信息，顺应办事（例如该做什么、该怎样休息），更关爱自己。

√ 吃得节制：不会吃过饱，味觉恢复敏锐，最简单天然的食物已吃得津津有味。摆脱对食物的依赖，不再整天想着要吃什么，真正享受到食的乐趣；省下不少时间，减少很多生活中的麻烦。

√ 情绪平稳：思想正面，态度乐观，容易看得开、放得下。抑郁、暴躁脾气、冲动、过度活跃等得以控制。时常感觉良好，愉悦自在，内心常怀喜乐。

√ 内心恢复澄明：思路清晰，灵感泉涌，内心通透，对"天人合一"有进一步的体会。

√ 省下不少金钱：生活趋于简朴自然，吸引到志趣相投、身心灵健康的朋友走进自己的生命。

√ 生活方式全面改变：日常作息习惯不再一样，包括进食时间、与家人朋友同事共膳及应酬实况、自己买菜下厨或照顾自身饮食等。

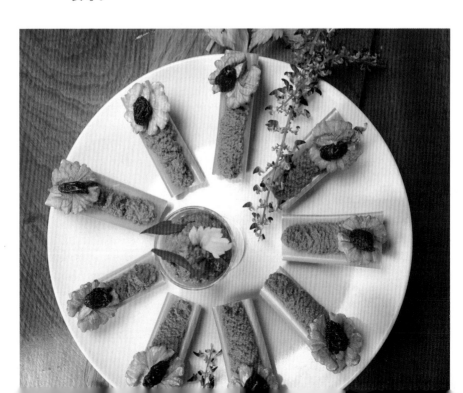

2.3 食生应该怎样吃?

■ 吃什么不吃什么

人类的祖先在学会用火（烹饪）之前，跟地球上所有动物一样，都是食生的；身为与大猩猩、黑猩猩等是近亲的灵长类生物，人类基本上是果食动物，不但不宜食肉，连许多种植物亦不适合食用。

于是，实行食生等于放弃了我们文化中惯常吃的大部分东西：面条、米饭、馒头、水饺、汤、茶、糕点、酒、咖啡等，简直是"不食人间烟火"，亦即**回到天然设计的饮食方式：主要是水果蔬菜，再加一点坚果、种子。**

由于目前真正认真食生者全球少之又少，食生一族并没有多少交流切磋，究竟怎样食生才正确或理想，未见得有共识，大致上大家都是按这个比例来吃（以下比例按重量计）：

√ 水果 75%——尽量吃甜味的（争取足够热量），按生物学分类，所有瓜类、椒类都算作水果。分量上可以吃多少就吃多少。

√ 蔬菜 20%——尽量吃绿色的（争取大量矿物质，特别是叶绿素）。分量如果可能就每天吃到 800 克。

√ 坚果/种子 5%——最好先催芽再吃，每天的平均上限是 1 把，多吃无益（吸取脂肪过量，会令自己疲累、脑力下降）。

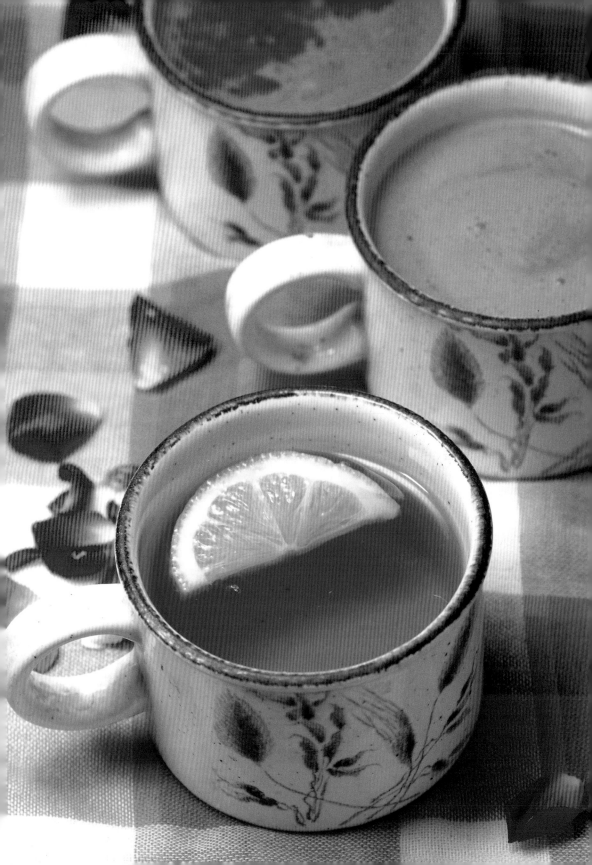

■ 什么不可以生食

其实不少惯常煮熟了才吃的食材，都是可以生吃（不加热就吃）的，例如很少有人尝试生吃芥蓝、冬瓜、山药、玉米，原来它们生吃对身体有益多了，习惯了之后感觉味道更好呢。

话说回来，也有些食材确是不大适合生食的：

▷ 太硬的，如五谷、豆类、干食材（如肉桂条、胡椒粒、牛油果核、榴莲核）。不过这些都可以放进搅拌机加水液化或用机器研磨来吃（谷类、豆类不建议吃，因为难消化且会引起其他问题）。

▷ 味道难以入口的，特别是太苦涩的（不过也有不少有特别营养或疗效的野生植物适合生食，只要调味得宜即可，木瓜核和艾叶就是好例子）。

▷ 淀粉质过重的，如红薯（红薯榨汁对痛风有特别疗效）、马铃薯、芋头。

■ 食生主要吸收哪几类营养

人体可以使用的养分，主要分为三类：碳水化合物（糖类）、脂肪、蛋白质。这三种养分素食的食材完全可以提供：

（1）碳水化合物：是人体最常使用、最可靠的能量来源，人类吃高碳水化合物的食物最容易觉得饱，而且饱得很满足，难怪许多人不开心时总会吃此类食品。最理想来源：所有甜的水果、蔬菜。

（2）脂肪：脂肪是人体需要的营养素，但摄入宜适量。若超出适宜摄入量，吃越多脂肪，往往越感饥饿，下餐便想吃更多，原因是脂肪提供的营养贫乏，身体吸收不到所需养分，于是身体想多吃东西来补偿（食生一族不刻意吃脂肪，但少量的脂肪是需要的）。

最理想来源：牛油果、椰子、各种坚果（特别是核桃、杏仁）、各种种子（特别是芝麻、亚麻籽、火麻仁及各种瓜子）。

（3）蛋白质：也令人感到非常饱肚又满足，不过近年科学研究肯定了一个事实，蛋白质摄入宜适量，过量反而不好，动物蛋白质尤其危害健康。蛋白质的主要功能是令身体增大，所以动物的奶蛋白质含量较高，而动物发育完成之后，所需的蛋白质其实极少。大部分食材都或多或少提供蛋白质，我们完全无须刻意增加蛋白质的摄入量。

最理想来源：各种深绿色的叶菜、香蕉、椰子、榴莲、芽苗、海菜、各种坚果及种子。

2.4 食生有科学证据支持吗？

其实世界各地均有不同人士研究食生的效果，有些研究甚至早在20世纪30年代已开始。无数研究均证实食生对人体有很多好处，以下只是一小部分，让大家有更清晰的了解。

■ 例证1：病人食生后九成多康复

早在1937年，匈牙利籍的塞凯利医生（Dr. Edmond Szekely）已发起食生研究。他在1937—1970年，用了33年追踪记录了123,600位病人的病情，并让他们全部食生。结果这组病人有90%以上康复，而且其中 17% 是早已被判定"无药可救"的！而另一群没有食生的病人作为对照组，则没有出现以上的奇迹。

　　塞凯利医生的灵感来自早年访问中亚细亚的享扎地区（近巴基斯坦），他发现当地族人不但长寿（平均寿命达100~120 岁），而且高龄时仍然活力十足，毫无老态，而秘诀就在于多吃芽菜及幼苗。经过长时间的研究后，塞凯利医生将食物分为 4 类：

　（1）**超级生命力食物（biogenic）**：最富生命力又令细胞生机勃发的，就是芽菜及幼苗，即各种发了芽的豆及种子，如豆芽、小麦草、荞麦苗、向日葵苗等。种子发芽后，酵素会增加 6~20 倍，维生素及矿物质亦大量增加——维生素 B_6 增加 500%，维生素 B_2 增加 1300%，叶酸增加 600%。这些芽菜幼苗最能令身体恢复生机，疗愈力量最大，所以建议重病患者的饮食中，这一类食物最好占 25%。

　（2）**活力食物（bioactive）**：未经加工、不受化学污染的蔬果，也是食生的食材，对身体健康非常有益。

　（3）**生机停滞食物（biostatic）**：包括熟食及不新鲜的生食（即使是有机食物）。这种食物能勉强维持身体健康，却使身体功能不断轻微受损及逐渐老化，一般健康的人最好只有 10%~25% 的饮食属于此类——非因身体需要，而是满足我们的心理需要以及方便生活。

　（4）**酸化食物（bioacidic）**：包括加工食物、含有人工化学物质的食物。它们伤害身心灵的健康，令人衰老、多病、早死。

■ 例证2：大学生食生后智商提升

20世纪90年代，美国食生教育专家维多利亚·柏坦寇做了一个实验，对象是一群大学生，其中一半吃平日习惯的熟食，另一半全食生两日，本来她要求大家食生一星期，但无人相信自己办得到。在实验前后，所有学生都分别做了智商（IQ）测验，结果食生那一组学生智商提升了40%，连柏坦寇自己也大感意外！

■ 例证3：运动员食生后体能大增

20世纪30年代，奥地利维也纳大学诊所主任艾默教授（Prof Karl Eimer）找来一批运动员，吃平日一般的熟食，并让他们接受训练上阵，仔细量度他们的成绩。

两星期后，他着令他们100%食生，照样受训。

结果，所有运动员无一例外地体能全面提升，成绩卓越。

■ 例证4：小牛喝了加热牛奶死掉

1960年第10期的《英国医学杂志》发表过一项研究报告，该次实验中一群小牛喝它们亲生妈妈的奶，但是那些奶都先经巴氏消毒法消毒，结果90%的小牛未到成年便死亡。

■ 例证5：老鼠吃熟食多病又脾气暴躁

两位专家库克（Lewis Cook）及亚叙（Junko Yasui）做过以下实验，他们将一批大老鼠分为3组：

A组： 自小食生，终生未病过，活力十足，没有超重，繁衍力强，后代全部健康。它们性情温和，活泼好玩，相亲相爱，团体生活和谐。

到了高龄（相当于人类 80 岁）仍然全无老态，亦无衰竭孱弱。

B 组：自小吃熟食，而且是标准的美式饮食习惯，即面包、牛奶、盐、汽水、糖果、其他垃圾食物、维生素丸、西药。结果全部患上现代人常见的疾病——心脏病、癌症、糖尿病、肥胖症、伤风流行性感冒等等。它们易紧张、脾气暴躁、凶残、自相残杀，要分隔开生活才能避免发生大厮杀，它们生下来的后代亦是一样，而且不少夭折，全部未老先衰、多病、短命。死后解剖证实它们全身所有部位都受损，被误饮误食所累。

C 组：自小吃 B 组那些食物，长大后又是那样多病兼凶残，要隔开才免被其他同类咬死；但是到了中年（约相当于人类 40 岁），喂清水一段时期，然后改吃 A 组的饮食。此后它们一直交替清水断食及食生（以逐步清除误饮误食的积毒），于是逐渐恢复精力，健康明显改善，而且相亲相爱，不再生病。它们高龄死去之后解剖，身体状态与终生食生的 A 组并无分别。

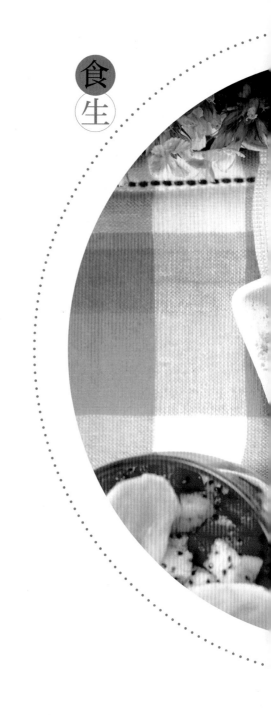

食
生

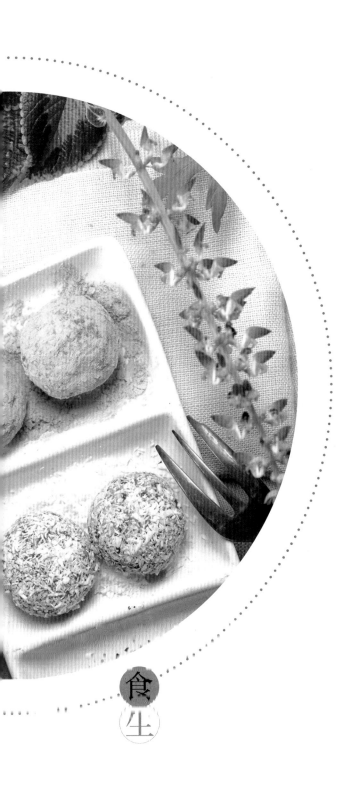

第**3**章

食生的
疑虑与真相

食生

3.1 疑虑 ① 食生太寒凉？

很多人以为蔬菜水果性凉不宜多吃，这是误解。

事实：**绝大多数的蔬菜、水果、坚果、种子（食生一族常吃的食材）属性都不寒不热，大致上是中性的**；只有极少数偏寒（如苦瓜、芹菜、薄荷）、偏热（如辣椒、榴莲、荔枝、红枣）①。若具备基本的相关知识，明智选吃（习惯了食生之后身体恢复密切沟通，时刻会知悉个人的宜忌），通常不会吃错。

吃了太多太偏（寒热）的食物身体受不了（例如太寒引起晕眩、发冷，太热引起上火、出暗疮），**只因体质严重偏差，才会怕寒忌热**。一般来说，体质欠佳、严重偏差，才会怕寒忌热，只要逐步改善体质，无须因噎废食。

短期而言，暂时少吃一点非常寒性的食物，斟量吃些温热的，会令身心较为舒服。

成功食生之后体质自然大大改善，不再寒凉，口味亦随之改变。所以需要信心和耐性，持之以恒便会渐渐习惯在低温环境中只吃常温的食物。

其实最彻底的方法是改变自己的体质（多出汗、多做拍打及拍掌功、晒太阳、拔罐、刮痧、艾灸、拉筋、按摩、瑜伽、气功、观赏等）。

熟食是一种心瘾。不断提醒自己说原来吃热腾腾的东西无益于身体轻盈及排毒，常温食生才会令自己身心灵进步，将常温食生当作修行的功课，配合生活减压，熟食瘾就慢慢自然消失。

---

① 中医认为，对食材进行加热并不会改变其寒热属性。

3.2 疑虑② 食生吃太多糖？

血糖高的确对健康不利，会导致多种疾病——念珠菌感染、糖尿病、长期疲倦，甚至癌症。糖吃得太多，肯定危害健康。

升糖指数（G.I.，即 glycemic index）显示碳水化合物在体内分解的速度，分解愈容易，得出来的糖进入血液愈快，即 G.I. 愈高，该食物的碳水化合物愈快变成血糖，所以大家要注意，升糖指数表示的是速度，而不是数量。

人体血糖数量，受两大因素影响：一是速度；二是数量。

升糖负荷（G.L.，即 glycemic load）是这样计算的：

G.L.= G.I. x 每份的碳水化合物（每克减去纤维后的碳水化合物重量）÷ 100

因此，水果即使 G.I. 高，但由于水分特别多，升糖负荷其实很低。例如香蕉 G.I. 很高（52），但升糖负荷只有 12（以重量计算，香蕉有 75% 是水）。事实上，几乎所有水果的 G.L. 都不高。

所以**即使大量吃天然的新鲜水果，也不会吃下太多糖，亦不会导致血糖过高——除非你同时吃很多脂肪。**

即使如此，为了保证吃水果不影响血糖，还是要：

- 整个吃（不是榨汁）。因为膳食纤维会减慢碳水化合物转为血糖进入血液的速度。
- 吃新鲜的，因为干果含果糖浓缩和胶，令身体难处理就个人多年来临床观察，即使是糖尿病患者，只要尽量戒掉白米、白面粉、白糖、肉蛋奶，吃一些升糖值不高的甜水果，也并不影响血糖波动，甚至可以逐步减药、停药。如果一边吃甜水果一边继续吃蛋糕、炒面、汉堡包，血糖水平肯定可怕——罪不在水果，是垃圾食物在搞事。相信日后会有更多这方面的科学研究加以证实[①]。若仍然信心不足，建议先多吃不太甜的水果（如苹果、猕猴桃），待身体慢慢适应后再多吃甜水果。

3.3 疑虑 ③ 食生不卫生又多农药？

谈到生食，时下绝大部分人都深存戒心，相信食材若不彻底洗干净再煮到熟透，会使我们摄入各式各样污秽毒物（农药残留、化学防腐剂、泥尘、微生物、虫卵等）而病倒。

这样想不无道理，但是如果我们只知其一不知其二，往往本末倒置、因小失大、花钱而误了健康。这是因为相对于其他毒物，农药和微生物未必杀伤力那么可怕，反而明白真相知所取舍又习惯了食生后，得以心安理得、信心十足地食生。

以下分享我在这方面的见闻信念。

■ 为什么食生无须过分关心农药问题？

许多人非常恐惧农药，以为食生就会农药中毒。其实我们对于农药无需过分恐惧。

---

① 更多科学证据及康复案例，可参阅《健康生活新开始》（南海出版公司，2017）及《我的单一饮食之路》（西安交通大学出版社，2006）第一章、第二章、第五章。

相对于平日我们从各方接收的化学放射物质（特别是化学食物添加剂、水污染、食材经放射线处理等）来说，一般经常使用的农药，只要按标准科学安全使用，对我们的健康威胁其实无须挂齿。进一步说，肉类、水产类食材中含有的、完全无法清洗中和的农药残留、化学污染物质（抗生素、激素等及烹调过程中必然使用的添加剂）会危害我们的健康五倍十倍不止呢。

还有的是：

△ 有些水果瓜菜（尤其是野菜及冷门的作物，即使是人工种植的）根本极少虫害。在时令大量收成时吃，符合气候，只种该地区合适种（而非因市场需求而种）的作物，更无须打药。

△ 食了生，身体功能恢复，百毒不侵，其他方面接收的毒物大减，区区一点农药，完全可以处理。

△ 勤做高效排毒（断食、洗肠等），身体储毒量低，区区一点农药，完全可以处理。

△ 不煮熟，即使有农药残留，毒性也不至于加剧倍增。

△ 农药的杀伤力被夸大。我们每天吃的化学添加剂比农药有害十倍百倍。少吃后者，身体可轻易处理农药。

△ 一天到晚担心中毒或者吃错，对身体伤害更大。信心十足（充分相信自己的抵抗力及天地自然的厚爱），放心开心地吃，更不容易被化学污染物质干扰。

■ 买不到有机食材怎么办？

当然如果经济条件允许又方便找到，有机食物是很好的选择。若条件暂不允许，也可尽量吃时令的农产品，以及本土种植的作物，再挑选少农药的品种（见下文）、避开农药特别多的，然后适当清洗，大致已经无须担心卫生安全问题了。

■ 怎样减少把农药吃进肚子？

（1）**不时不食**——凡是时令的瓜果蔬菜，往往是顺天时节气种植，害虫最少；相反的，农场为了牟利，逆天而行生产违反时令的蔬菜，往往要用剧毒农药对付害虫，例如暑天吃菜心、白菜，特别容易吃到农药。

（2）**贵菜莫买**——凡是菜价突然暴升（例如台风来到时），菜农往往受不住诱惑，把本来喷过农药若干日之内不应收割的瓜果割下来卖，那些农药应该是会在一定时间内自动分解或被雨水冲走，减低毒性的，但若提早收割，消费者必定受害。

（3）**知所避忌**——有些瓜果蔬菜特别多虫害，尽量少买（尤其不要在餐厅中点这些菜）；大致上说：

▷ 气味强烈的蔬菜虫害少，如芹菜、西芹、韭黄、枸杞、葱、大蒜之类。

▷ 各种较冷门的菜也少虫（因此绝少用农药），如苋菜、芥菜、红薯叶、紫贝天葵。

▷ 在水中生长的菜通常较少施农药，如西洋菜、空心菜等（但据闻亦有例外）。

▷ 水果凡是小颗而软的普遍喷过大量剧毒农药（如葡萄、草莓、樱桃）；越甜的虫越多，越小颗的农药残留越多。

▷ 水果有厚皮硬皮的较安全，如香蕉、椰子、柚子。

（4）**专买有虫菜**——凡是有虫咬过的瓜果蔬菜，大概农药较少。

（5）**选自然模样**——凡是一棵棵、一个个大小不一，形状蛮有性格的，往往都是以比较天然的方式种出来的，使用较少化学物质。

（6）**提防异味**——把瓜果蔬菜仔细嗅一下，若有异味（尤其是煤油、汽油味），敬谢不敏。

■ 哪些蔬果更易被农药污染？

蔬菜：

▷ 农药残留较多的——菠菜、羽衣甘蓝、甜椒、西芹、黄瓜、西红柿、花菜、马铃薯、胡萝卜、青豆、黄豆、辣椒、南瓜、秋葵、绿豆、菜心、圣女果、白菜。

▷ 农药残留较少的——芦笋、甜菜根、玉米、洋葱、苋菜、芥菜、红薯叶、紫贝天葵。

水果：

▷ 农药残留较多的——草莓、油桃、葡萄、苹果、李子、樱桃。

▷ 农药残留较少的——牛油果、菠萝、木瓜、猕猴桃、甜瓜、蜜瓜、香蕉、橙子、西柚、西瓜、椰子、柚子。

（以上都是按中外资料和自身经验估计，目前国内官方民间仍未有较全面的调查结果公布。）

■ 怎样能吃到比较安全的蔬果？

减少到超市和菜市场买菜，改为：

（1）光顾出售有机产品的商店。

（2）光顾有机农场，或向相熟的农民购买。

（3）自种食物——自己在家里及办公室用盆或花架种瓜果、蔬菜、香草，用玻璃瓶培育各类芽菜青苗，甚至可以到有机农场辟地自耕。

■ 蔬菜怎样洗才安全？

买回来的非有机瓜果蔬菜，想确保食用时不致吃到大量化学毒物，不妨采用这几个步骤：

（1）**去皮或摘去外围的叶**——马铃薯、红薯、苹果之类要去皮，如果是大白菜、花菜之类，摘掉最外边的一层叶，这样可以除去大部分的农药残留。

（2）**摘去花和花茎**——例如开了花的菜心勿吃花的部分，因为农药往往积聚该处。

（3）**冲水**——把菜叶一块块分开（最好用手，不用金属刀剪），放在水龙头下猛力冲洗。萝卜之类的根部蔬菜和水果，可以用软毛刷清洗。勿把菜放在水中浸泡，因为农药会通过细毛管被迫渗入细胞内。

（4）**泡盐水**——如果想更安全，保障健康，把冲洗后的蔬果浸在食盐水里3分钟，这样可以中和一部分的化学农药。但不要浸太久，否则营养损失很大。

（5）**用清洗液清洗**——市面上有些天然（不含人工化学物质）的清洗液，可以考虑使用。

（6）**用清除农药蔬果袋**——新科技产品，运用光触媒制造射线，令存放在内的食材上的农药分解。

■ 为什么食生不用怕细菌?

许多人担心食生会把活的细菌吃进肚里,危害健康;事实是,把食物煮熟了,大部分细菌死掉了,但有益于人体的酵素和营养也被破坏了。而且,真正具杀伤力的细菌病毒,煮熟了也不一定能杀死。

我们这个世界上下四方都是细菌,泥土里的细菌并不见得特别多特别凶。植物的根部早已装备了近乎铜墙铁壁的表皮保护机制,在正常情况下绝对可以防止泥土中不友善的微生物入侵搞破坏。

更重要者,就是所有自然生态体系都会维持平衡,在泥土中、我们的口腔里、内脏里,在胡萝卜、苹果、生菜里长期有亿兆细菌,种类繁多,互相制衡,各自扮演不可思议的角色,即使其中极少数可能有杀伤力(如大肠杆菌、沙门氏菌),也不会随便发难——不说别的,我们的津液和胃液已经是英明神武的警卫,在正常情况下对付根茎植物里可能对身体不利的微生物,能力绰绰有余。

我们多多食生,其中的大量酶素及各种未受高温破坏的营养素会全面提升身体的精力与免疫力,整个人于是更能有效防止毒性微生物感染。

细菌绝不可怕,近年医学研究逐步证实,化学杀菌手段(例如吃抗生素、喷农药、用消毒液"清洁"环境)使用越多,环境里的微生物平衡遭受破坏越甚,人体的抗菌能力越弱,弄巧成拙。

3.4 疑虑 ④ 冬天食生身体不够暖?

自小习惯了熟食,难免在生理和心理上都难以接受常温食物。尤其在天气寒冷的时候,几乎所有人都乐于吃热腾腾的东西。

一般人总有一个误解,以为天气冷吃热食可暖身,其实刚好相反,这跟冷水浴的道理相同,在低温环境下冲冷水浴,反而能刺激大脑命令血液加剧运行,全身由内暖出来,长期冲热水浴只会令大脑习惯命令身体减少血流量,导致畏寒,手脚冰冷又怕冻。我们在寒冷的日子吃热食,同样会养成血气差的体质,吃姜、辣椒、咖喱、羊肉及喝酒来"暖身"效果也一样。事实是长期进食常温食物,身体血气才会运行得好,不但不怕冷,还会增强抵抗力减少病痛。

我给大家的提示是少吃寒凉食物,例如薄荷茶、芥菜、莲藕、苦瓜;多吃热性食物,例如红枣、枸杞、榴莲、荔枝。如果真的遇到难以忍受的低温日子,比如 10℃ 或以下,不想采用常温饮食,可以将饮品用暖水稍为加热、食品用风干机稍为焗热,或者把食物放在太阳下晒暖再吃,这是最低碳又高能量的办法,总之留意不升温到 41℃ 就可以了。

除了在饮食上花心思,寒冷时还可多做暖身功夫,包括晒太阳、拍打拉筋、艾灸、刮痧、按摩、干刷刷身、做家务、做园艺、运动等。能出汗的运动包括远足、骑自行车、跑楼梯等;不出汗的包括太极、瑜伽等。

3.5 疑虑 ⑤ 食生会太瘦？

开始食生一段日子后，身体进行大规模的清洗和"零件更换"工程，过程中身材和样貌往往会大幅改变，连自己也会吓一跳，周围的亲友更是关心又担心，甚至介入干预。

一般情况下，食生初期体重会下降，有些人会出疹、出斑、皮肤干燥、面色苍白或发黑等，有时会没精打彩。

不用说，看到这个样子，人家必定会问："你生病了吗？发生了什么事？"然后提出种种建议，包括快点重吃"正经"的东西、改变生活作息或推介医生、食品、功法等，使当事人烦恼不安之余，还要化解别人关心带来的心理压力。

只要我们有充足心理准备，以上问题很容易解决。我们可以了解、体谅亲友的关心，用感恩的心接受，用热情和耐心回应。

其实体重减十斤八斤是食生初期的普遍情况，几个月后身体适应了便会回升到理想水平，面色亦会在排毒之后恢复健康。同时提醒自己肯定这个事实——清瘦一点，才是真正健康，现在的肌肉比以前更结实、体能更棒，完全无须担忧。另外，适当独处、静坐或做其他修行功夫，也能为身心灵"充电"。

如果确定自己体重真的太低，而要增重，就必吃足够的碳水化合物，多吸收卡路里及做适当的运动。相反，如果一直过胖，食生之后太以减重，通常是以为吃了过多高脂肪食物，所以要少吃高脂肪食物，多吃蔬果，同时多做排毒，特别是山汀的运动、断食等。身体储存脂肪的其中一个原因是积毒太多，需要找地方（脂肪）将毒素关起来，以免它们损害各器官，等到毒素排掉，身体无须再用多余脂肪去藏毒，脂肪便会自动消失。

3.6 疑虑 ⑥ 食生吃不饱？

一般人弃肉茹素初期会时常感到肚子空空如也，甚至精力不够，其实这绝非表示身体得到的养分不够，而是因为心理上习惯了要吃肉才"够饱""够营养"，以致出现肚饿的错觉。加上我们长期错吃不够营养的食物，一旦大量吃下"真正的食物"，身体很快便知道它们有益健康，于是大量渴求以补充多年来的欠缺，所以会时常想多吃。而身体需要一段时期才能逐渐适应这些新种类的食物，并予以处理。

食生也有类似的情况，只是更强烈更明显。

另一个觉得饿的原因是体内有寄生虫：其实许多人肠胃里都长期有寄生虫而不自知，这些寄生虫偷取了大量身体养分，还令人感觉到饥饿。

通常有寄生虫的人，特别嗜吃粉面、面包、糖和饼干。一旦消除了体内的寄生虫，就不会时常饥饿想吃东西。

想真正恢复健康，我们必须马上转化自己的思想，明白饥饿是好事（此时身心灵状态最好），学会享受饥饿的状态，更重要的是：懂得分辨什么时候是假饥饿，并拒绝进食。甚至学会不要看时钟，尽量不让每日的进餐时间表决定什么时候吃东西，例如黄昏后绝对不宜进食，更不要为了讨好家人或宴会主人而吃，要做到真正饥饿才吃。

■ 如何分辨真饿假饿?

真饿

▷ 饥饿的感觉会持续不断，而且越来越强。

▷ 看到想吃的东西、嗅到某些香味，会受到吸引而想吃。

▷ 真饿的感觉是单纯的，饿就是饿，肚子空了，但不会同时感到头痛或其他身体不适。

▷ 头脑依旧澄明，情绪积极、开心、平静。

▷ 真饿时，口中充满津液。

▷ 真饿通常只在日间出现，日落之后全身休息，肠胃早已下班，不应该感到饥饿。

▷ 疲累或情绪低落、紧张、压力大时，不会想吃东西，因为消化系统会罢工，把精力抽调到其他部分去做更重要的事情。

假饿

▷ 饥饿的感觉很快消失，意念一转便不想吃，但过了一会儿，又好像感到很饿，吃的欲望忽强忽弱，飘忽不定。

▷ 食物（如胡萝卜）放在眼前完全没有感觉，但是用各种香料加油炒香后，忽然很想吃，甚至多吃快吃。

▷ 生理上会出现各种反应，感觉辛苦。

▷ 会出现负面情绪，对食物有强烈的渴求，心里挣扎吃还是不吃。

▷ 口中未必充满津液。人凡是不开心、神经绷紧、内心烦躁时，都会口干舌燥，此状态下不宜进食。

▷ 身体本来无须亦不宜进食，但受到外界刺激、引诱，或者养成了坏习惯（如吃夜宵），却总是想吃。

▷ 疲累或情绪低落、紧张、压力大时，仍然好想吃东西。

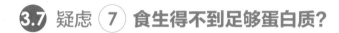

3.7 疑虑 7 食生得不到足够蛋白质？

蛋白质神话可算是过去几十年来最成功的一项商业宣传！事实是人体需要的蛋白质其实很少，而素食能提供的蛋白质远超过我们所需。蛋白质过剩导致的重病，尤其是癌症，才是今天的全民危机。

蛋白质是身体所需的重要养分，我们最需要蛋白质的时期是发育期，然而最适合发育期进食的母乳，其蛋白质含量才不过 1%~4%，偏偏我们长大后却吃高蛋白质的饮食（主要是肉和蛋），不出事才怪呢！

所有天然的食品都含有蛋白质，其中蛋白质含量最多的是坚果、种子（特别是芝麻）、深绿色叶菜、芽苗、海菜。大家是否知道，原来水果的蛋白质含量跟母乳相若，都是 1%~6%。

食生时，蛋白质的吸收分量比熟食大得多。原状的蛋白质是人体用不着的，要将它分解为氨基酸才可使用。而人体需要的 22 种氨基酸中，14 种可以在体内自己制造，另外 8 种要向外求。植物蛋白质比动物蛋白质容易吸收得多，食生令我们更直接地吸收氨基酸，连化解的工序也省却了，难怪食生令肠胃轻松得多、身体承受压力小得多、整个人活力好得多、衰老慢得多！当然，成年人只需非常少量的蛋白质，由于食生的食材含优质蛋白质又吸收得好，更无须亦不宜刻意多吃。

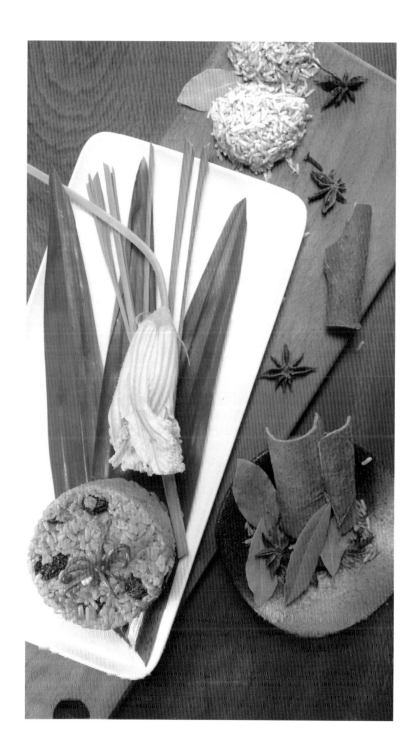

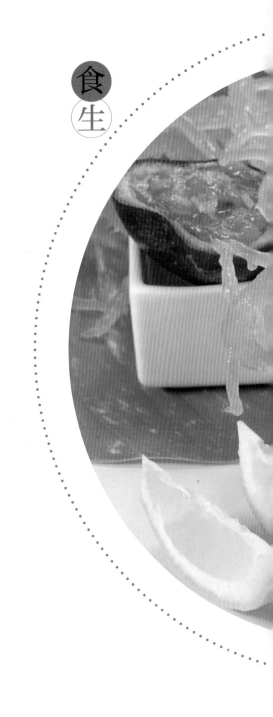

食
生

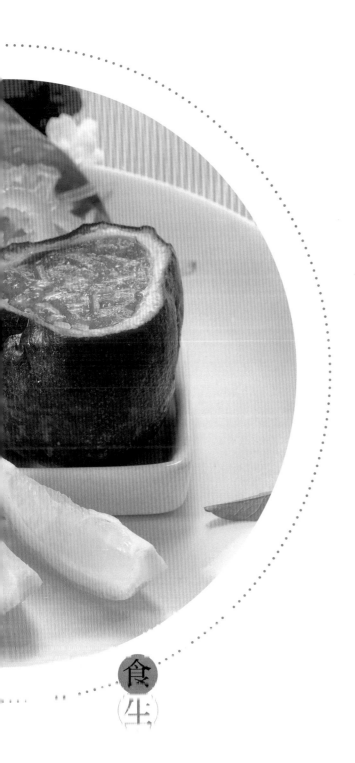

第 4 章

食生如何实行？

食生

　　每个人的性格、身体状况、生活环境都不同，所以没有一个所谓"标准"的方法，事实上也不需要。总括来说，食生需要有三个心：决心、信心、耐心。

　　决心：因为食生这个决定将会是我们人生中影响最深远的事情之一，所以要认真想清楚，最好多多看书、看录像、听录音、上网找资料，当我们真正意识到食生的好处与价值，便能下定决心踏出第一步。

　　信心：相信自己必定做得到，相信这样做除了让自己在精神、生理、心理各方面获益匪浅外，还能让自己以最佳状态、最自觉的意识生活。同时，我们也是在切实地推动一个最大的文明革命，为我们的后代带来真正的幸福。只要肯定这些想法，就容易坚持下去。

　　耐心：决定成为食生一族后，可以按自己的性格和需要设计最适合的策略。我们的身体是很奇妙的，只要循序渐进地改变，耐心聆听身体告诉我们的信息，我们就会知道自己是否做对了，例如内心、精神、心理方面是否意识到一些美妙的转变。最重要是自觉地"感受"自己的进步，包括情绪变好、感官变敏锐、创造力更丰富、行动更敏捷；慢性疾病及头痛、失眠、消化不良、便秘等症状消失。这些细微的好转感觉，会不断强化我们追求健康的决心，继而坚持下去。

4.2 转变饮食习惯的进度

从吃熟食转变成食生，不是一个简单的旅程，即使下了决心，绝大多数人都不可能马上戒掉熟食，立刻实行每餐 100% 食生，如此激烈的改变也未必是最理想的实践方法。大多数食生者开始时都是逐渐减低熟食的比例，让自己在身心各方面慢慢适应。

所以，最好的办法是**随遇而安不强求**，可为自己订下以年作单位计算的目标，在这个悠长的转变期内，喜欢的时候多吃一点生机食品，心情不佳、不方便、感觉抗拒时暂且放下。这样慢慢尝试实践，一段日子以后，身心开始习惯，对自己的性格与身体有了更深入的认识，也累积了一定心得，自然会进一步减少熟食。

我经常说，建议大家把 50%~80% 食生定为未来一段岁月的目标，不强迫自己什么时候达到，也不必计较能否达到。**我们食生，是想身心灵得以提升，得到快乐，如因勉强自己而导致身体不适，心情沮丧，就是本末倒置了**（不过重病患者，为了争取加速康复，可尝试接近 100% 食生。但必须时刻加倍注意身体的反应）。

▷ 每日选一餐，先吃一点自己喜欢的食生食品做头盘，例如，早餐吃半杯芽苗（即绿豆芽、苜蓿芽、向日葵苗、葫芦巴芽等），或少量西红柿、胡萝卜、青椒、芝麻、紫菜等，或午餐先吃几块生菜、几条西芹或几片西红柿、沙葛等。

▷ 逐步增加早餐的水果分量及比例，可多吃木瓜、哈密瓜、梨、香蕉等。

▷ 逐步增加早、午、晚餐之间（包括茶餐）的小食中生机饮食分量及比例，可多吃坚果、花生、紫菜、水果等。

▷ 自己带午餐盒或便当，多吃沙拉、冷面、三明治、寿司等，其中混杂较高比例的生食食品。

▷ 自制生食零食，如纯香蕉冰激凌、巧克力、风干果物等。

▷ 在家中、办公地点、随身准备食生小食，如干果、坚果、瓜子等，随时随地想吃就吃。

▷ 把切粒的生机瓜菜，如雪梨、黄瓜、甜椒、芽苗、西红柿、西芹、生菜等拌进饭、面、粥、汤之中。

▷ 把苜蓿芽（部分超级市场有售）或其他芽苗引进家中食谱，不管是吃三明治、热汤冷汤、饭、粥、面、沙拉、小菜等都放些进去，但生食不煮。

▷ 常备未炒熟的生芝麻，用未煮过的清水浸泡 5~10 小时，然后撒在各种饮品或食品中拌吃。

▷ 用鲜榨果汁或菜汁代替汽水、茶、咖啡及一切包装饮品。把芽菜、芹菜、西红柿，加上各种水果放在搅拌机里打成新鲜营养的蔬果汁，每天至少喝一杯。

▷ 学种芽苗，泥种或水栽均可，例如苜蓿、绿豆、胡萝卜、向日葵、荞麦等，供自家食用。

▷ 在压力较轻的日子，例如星期天、放假或完成一个大任务之后，尝试一两次早餐或午餐 100% 食生，不过要有心情、想要这样做才去做，若事后觉得开心，有合适的机会再做；若不是很享受，又没有意欲去做，就暂时忘掉这个主意。

4.4 进食的时间与原则

你是不是爱吃"营养丰富"的早餐，例如煎蛋、香肠、黄油面包、麦片，肉粥、炒面条，再加豆浆、鲜奶？

你的午餐是不是比较随便甚至匆忙，只吃点心、简单的沙拉？

你的晚餐是不是饭菜丰盛，杯盘狼藉，痛快淋漓吃到饱？

以上三个都是不健康的做法。

现今大多数人的健康养生观念都很有问题，生活方式也违反自然规律，不但伤害自己身体，也祸及家人的存命。

相信大家都听过佛教僧侣"过午不食"的传统吧？原来那是十分有科学根据的。

僧侣清晨起床活动做功课，早上沿门托钵，化来的食物在正午之前吃掉，过了正午便什么也不吃，入黑即就寝。

这种饮食规律其实最适合我们的身体，因为上午 11 时到晚上 8 时左右是消化的理想时期，晚上 8 时到凌晨 3 时是吸收的时期，早上 3 时到 11 时是清洗的时期。因此，**理想的饮食习惯是：**

▷ 早餐勿吃饱肚的东西，尽量只吃水果，特别是梨、苹果、橙子、木瓜、香蕉等，它们有助清洗肠胃，排泄秽物毒物。

▷ 午餐应该是全日之中时间最长、吃得最丰富、最饱的一餐。

▷ 为了令身体尽量消化得好，午餐之前一小时要停止所有紧张刺激的活动，令情绪平和、心情轻松，午餐之后一小时做一些不用脑、不会引起情绪激动的活动，如散步、闲谈、做家务。其余各餐前后也最好如此，不过午餐最重要。

▷ 晚餐只宜少吃，四成饱已够，而且要吃易消化的东西，如蔬菜。

▷ 一切煎炸食物、坚果、肉类都可免则免，米饭、面条、面包、馒头也只可吃一点点。

▷ 各餐之间尽量不进食，即使为了松弛神经，也只可吃些水果。

▷ 夜宵绝对不宜，因为肠胃在晚上极需要休息，否则营养吸收得不好、睡得不好，健康容易出问题。

4.5 注意食物组合

你是否经常在吃饭之后觉得昏昏欲睡？

你是不是有时会消化不良、明明吃了有营养的食品却吸收得不好？

如果以上两条问题的答案是肯定的话，很可能是因为你把组合不当的食物一起吃下肚子。

我们最常犯的错误，是同时进食淀粉质、蛋白质和水果，这是对身体很有害的做法。每一类食物吃进肚里，消化的条件都大不相同。食物可分四大类：

（1）**水果**：如苹果、橙子、梨、菠萝（椰子例外，多蛋白质）。

（2）**蔬菜**：如菠菜、芥蓝。

（3）**蛋白质**：包括大多数豆类、肉类、海鲜、奶类产品、果仁。

（4）**淀粉质**：包括糖、粥粉面饭、面包、薄饼、马铃薯、红薯、玉米、莲藕。

我们吃了蛋白质食物，需要酸性的消化液来消化；吃了淀粉质食物，需要碱性的消化液来消化。水果是能很快被消化掉的食物，如果混在蛋白质或脂肪食物中间，就会被二者阻碍，停滞在 40℃ 高温的胃内腐败。

如果食物留在消化道内过久或未消化好就进入肠内，就会发酵发臭、滋生大量细菌、产生胃气，营养难以吸收。久而久之，甚至诱发胃癌、肠癌。

所以，如果你吃鱼又吃饭，吃加了糖的坚果，吃干炒牛河，或是喝牛奶又吃面包，这样不同种类食物混着吃，便可能导致消化道分泌的消化液互相中和，引致消化不良。而薄饼、蛋糕、甜奶茶、甜豆浆之类含大量蛋白质及淀粉质，正是折磨肠胃的典型食物，比肉食与粉面饭更糟糕。

√ 每餐尽量只吃蛋白质或碳水化合物食物，勿两样一起吃。

√ 蔬菜和蛋白质、蔬菜和淀粉质可以一起吃。

√ 勿将水果入馔，饭前饭后不要吃水果。

√ 甜瓜、西瓜、木瓜必须单独吃。

√ 只要按照单一进食的原理（详见 4.9）饮食，上述问题完全解决。

■ 食生最常犯的错误食法

（1）脂肪与糖同吃：含脂肪 / 蛋白质食物和含糖食物若同时吃进肚，最易造成发酵腐烂。例如：

▷ 牛油果 + 干果 / 甜水果

▷ 椰肉 + 水果沙拉

▷ 枣子 + 坚果

（2）酸水果与淀粉同吃：一酸一碱，令消化不好。例如：

▷ 柠檬 / 橙子 + 香蕉

（3）几种高脂食物同吃：令本来难消化的食物更难消化。例如：

▷ 坚果 + 油

▷ 坚果 + 牛油果

▷ 椰子 + 牛油果 / 坚果

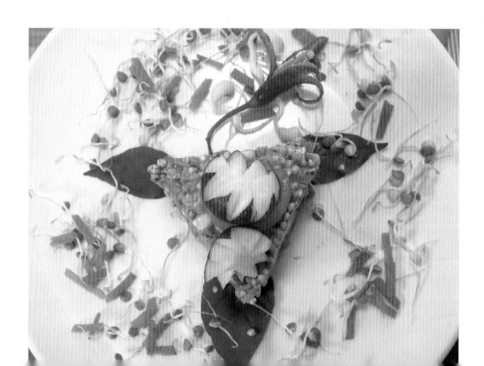

4.6 进食的次序及分量

如果一餐之内想吃多于一种食物，先后次序至为重要。

我们的肠道长度是身高的 5~6 倍，其中小肠部分特别窄，只有小指那样宽。食物按吃进去的次序逐一在肠道处理，不可能"超车"。如果先吃难以消化的食物（肥腻的牛腩、炸鸡需要 3~6 小时才能消化），再吃容易消化的食物（蔬菜约 1 小时，水果需要 20~45 分钟），后者便被堵在肠道等待前面的食物慢慢消化，并在长时间等待消化吸收过程中急速腐烂，发酵成毒，引起发炎，久而久之，由炎症变成癌症。

进食分量方面，现代城市人吃进肚里的东西，远远超出身体所需，因为：

▷ 大多数人胃肠消化吸收功能弱，所以身体不断要求或真的需要多吃。

▷ 现代人进食时大多会分心做别的事，导致咀嚼不足，令大脑收不到吃够的信息，继续发出想吃的信号。

▷ 大部分食材经烹调之后，营养大量流失，所以身体不断要求或真的需要多吃。

▷ 我们自小已习惯吃烹煮过、调味过的食物，像染上毒瘾一样，身体受个化引诱而多吃。相反，我们不会过量地吃不调味的食物。

▷ 我们自小养成了多吃的习惯，习以为常，少吃一点就觉得不妥，而且心理上认知错误，以为吃那么多才"正常"，不肯或不敢少吃。事实是，当我们的消化功能恢复正常，所吃的又有营养又容易吸收，心态和习惯自然改变，此后只需吃很小分量即够饱。如能按单一进食的原理（详见4.9）饮食，上述问题可完全解决，无须再挂虑次序，也不怕吃过量。

■　**正确的营养比例**

我们的身体需要的养分主要包括糖、脂肪、蛋白质，还有种种矿物质及微量营养素。

最理想的糖是果糖。如果多吃淀粉质，只会疲累、加速衰老，因为身体要付出大量能量去处理，把它变成葡萄糖才可以利用。

身体不能缺少脂肪和蛋白质，但成人二者所需分量很小，过量吸收危害健康又疲累、加速衰老。它也需要少量胆固醇来生产神经传递素等必需的激素（正确食生可摄取适量"好"胆固醇，避免"坏"胆固醇）。

所以最理想的食法是**"一多三少"：多糖、少脂肪、少胆固醇、少蛋白质。**

■　**正确的进食次序**

（1）先吃较易消化的食物，即水果、瓜菜和水分高的东西（如糊、昔、羹类）。

（2）后吃较难消化的食物，包括肥腻的和浓缩的食物（如坚果、干果、牛油果）。

（3）水果最好勿在餐前、进餐时、餐后吃，应在两餐之间吃，消化速度快的水果，如哈密瓜、木瓜尤其如此。最好采用单一吃法，即同一时间内只吃一种水果（详见4.9），半个多小时后再吃其他食物。

（4）含大量消化酶的食物先吃，加强消化吸收。如菠萝、
木瓜。

（5）酸味的最好先吃，因为帮助消化，而且若吃过甜的再
吃酸的东西，感觉更酸、不好受的。

4.7 转化成为食生者的阶段

一个自小习惯了吃熟食的人，要改为食生者，通常会经过
4 个阶段，它们往往逐一来到，不用勉强，顺随自然即可。

（1）**彷徨失落期：** 刚开始食生，不知道有什么自己想吃、
习惯吃、可以吃，所以吃得非常不满足，信心不够，
时常患得患失，恐怕吃错吃不够量不够营养。

（2）**仿真自慰期：** 为了填补食欲的空虚、应付熟食的心瘾，
往往尝试吃大量"食生美食"，即油多味多，而且违
反食物组合原则的食物，包括"生蛋糕""生炒饭""生
汉堡""生薄饼""生面包""生咖啡"之类，不时
会在派对及健康食店中亮相。在这段日子中，食生新
手不断缅怀"旧日传统"口味，找以前最爱的食品和
味道的食生版。这个时期通常历时一两年，但也有长
达好几年的。（以上所说的"生蛋糕""生薄饼"等
全是用食生食材制成的美食，具体做法详见本书第 2
部分的食谱。）

（3）**返璞归真期：** 尽力想办法通过仿真的食生版美食去满足味觉之欲一段时日之后，不知不觉会感到不再那么眷恋旧日的味道，反而开始懂得享受食物的原味，觉得自己去做或外出去找食生版美食麻烦且不必要了。一般需要在完全食生三五年或更长时间才会达到。此时味觉再度提升，不再需要调味，对于沙拉酱、风干食物、加甜剂、油等兴趣大减，乐于直接吃原貌原味的食物，如这餐只吃西红柿、下一餐只吃香蕉或菠菜。再下一餐只吃西芹或苹果，而且吃很少分量已经又饱又够营养又心满意足。

（4）**修成正果期：** 食生成功之后，我们会逐渐恢复与身体沟通，不断感觉到此刻自己想吃什么不想吃什么，该吃多少。我们会逐渐摆脱过往的习惯与口味，更放心按感觉办事，随心而食，甚至连做人也一样，随心所欲，无往不利。此阶段逐渐倾向单一饮食（详见4.9），随遇而安，吃得极其简单而随心，不受心瘾困扰控制。

4.8 如何享受食生的乐趣

▷ 与其他人分享食生美食：开始食生之后，倘若吃得不够痛快、觉得失落，可尝试多制作食生美食，邀请其他人分享，食生者和非食生者均可。这样做往往感到无比喜悦、自豪和满足。我的推荐是用风干机自制干果、"饼食"或"蛋糕"。如果有时间和心情，不妨采用较繁复的方法和较特别的材料做，因为口感和卖相都酷似坊间一般食品，大家自会乐于品尝，有时甚至惊讶于它是食生美食，大为赞赏呢！

▷ 采用令身体开心的方式进食："一多三少"进食法，即多糖、少脂肪、少胆固醇、少蛋白质。（详见 4.6）

▷ 多吃令人开心的食物：包括各种花朵,如玫瑰、薰衣草、菊花、荷叶莲等，整朵吃或泡茶喝。香蕉、牛油果等都是公认激活大脑发出命令释放开心激素的食材。

▷ 进食前与食物好好沟通：让自己安静下来，把情绪调整至正面状态，感谢、欣赏眼前的食物，感谢它们给予我们营养，为身体注入能量，感谢它们是天地赐给我们的礼物，感谢种植它们的农民、运送的工人等，然后开餐。这样在饱餐之后，肯定满足感倍增，身心灵得益更多。

4.9 采用单一饮食法

科学家做过一个实验：请实验对象望着手里的苹果，然后拿他们的唾液去化验；接着换香肠，再化验他们的唾液；最后换上面包，再化验他们的唾液。结果化验证实三次唾液的成分非常不同。

这个实验肯定了一个简单的道理：每次我们把 A 食物吃进肚，当大脑收到 A 食物当临的信息，会自动产生几种生物化学物质（多数是酵素），组合成为特定的 X 消化液，去"接待"A 食物。当大脑收到 B 食物入口的信息，又马上下令分泌合适比例的另外几种生物化学物质，组合成为丫消化液。也就是说，每一类食物吃下肚之后，身体都会分泌出不同成分组合的消化液来处理。

所以，我们每一餐吃的食物种类越简单，性质越相近（例如同属水果类），加上配搭合宜，消化系统越轻松，身体越舒服，长期来说则更健康、青春、长寿。

最简单的办法，就是采用单一饮食法。

单一饮食（mono-diet, mono-meal）就是指每次只吃一种食材，即每一餐，甚至每一天或者一连好几天只吃一种食物，如香蕉、西红柿、火龙果、椰子、苹果、梨、海带芽、芒果、黄瓜、榴莲、菠萝蜜等，分量不限，吃到不再想吃即止。因为单一饮食可令我们更清楚地接收到身体的信息，知道自己的健康状况在此阶段最需要吃什么、吃多少。而且身体只需生产一种消化液的组合，胃肠内一定不会有消化液相克的不良反应。

许多人受了旧式西方营养观念影响，以为这样吃会导致营养不良。其实一般情况下是不会的，除非我们与身体的沟通太差劲。只要每隔一餐或者每隔几天改吃别的食材，自然得以互补。一般品质好的新鲜蔬果、种子，已包含了大部分人体日常所需的养分。我们和所有动物一样，根本无须在同一餐、同一日之内吸收全部养分，**只要不时轮替，在不同的日子及季节按自然规律吃不同的食物，就能获取均衡的营养。**

当然，严格实践每餐只吃一种食物并不容易，但是我们可以慢慢养成大幅度减少食物种类的好习惯，即每餐只吃几种食物（勿再吃某某谷粥、某某青汁之类），并且保证进食它们的次序与性质配搭适当。我不时也会选择单一饮食法，效果极佳。

4.10 制订自己的食生时间表

从吃熟食改为食生有两种方法：

▷ **一步到位：** 实时开始，放弃所有熟食→ 100% 食生。从此坚持下去。

▷ **逐步提升：** 慢慢增加食生比例——

40%→50%→60%→70%→80%→90%→100%。

事实上，时常有人一步到位相当成功，但大部分人都是循序渐进，我就是了解到食生的真相后，慢慢提升食生的比例，直到 63 岁时才突然决定此后完全食生，从此走上了食生路。

大家不妨考虑分三个阶段进行增加食生比例。

第 1 阶段：**早餐食生**、午餐熟食、晚餐熟食。

第 2 阶段：**早餐食生**、**午餐食生**、晚餐熟食。

第 3 阶段：**早餐食生**、**午餐食生**、**晚餐食生**。

有人称第二阶段为 "raw till 4"，即大半天食生，下午过后，为了社交或自己心理需要等，有时食熟。有些人长期停留在此阶段，也有人后来缘分到，进一步完全或几乎完全食生。

4.11 制作食生食物的特别厨具器材

食生初期，为了方便自己，不妨花一笔钱购买几种厨具，这些用品此后多年无须更换，可说是贵买便宜用。最基本的器材包括：

搅拌机：亦称料理机，把蔬果搅成碎粒或者液化成糊状流质物体，能提高消化吸收质量，而且美味。更可以轻易做出干百种有吸引力的食生版汁、茶、汤、羹、糊、冰激凌、布丁等，增加变化。不同品牌型号的搅拌机功能、表现、效果都非常不同。如果真心想健康，或者认真考虑实行食生，那么最好添置高档高效能的型号。

榨汁机：蔬果汁是天地间一种最适合人类饮用的东西，其中含有极丰富的维生素、矿物质和酵素，都是生命活力的泉源。而且，它既美味营养又容易被吸收。不同品牌型号的榨汁机功能有别，想得到最佳营养效果，最好买优质机器。有些高档的榨汁机功能特别优胜，榨出来的汁尤其营养味道兼优。

滤水器：饮用水是现代生活追求健康的基本课题，我们日常喝水——蒸馏水、矿泉水、开水——都不是很好的选择。从水龙头流出来的水更有生命力，如果滤走其中的泥糜、氯气、重金属等毒物，天天喝这些干净的过滤水（可直接饮用的生水），并且用来做茶、做汤汁才是上策。若能装置有活化功能的过滤器就最理想。饮用水过滤系统的功能未必与价格成正比，但是能够好好净化和活化饮用水的系统，全是高档次的货色。

风干机：风干，即把食物的水分减少，可以保存较长时间。风干也可令食材更美味、吸引人（例如令糖分更浓缩），做生果干味道一流；另一方面亦可以炮制出千变万化的菜式，包括薄脆、干果、"蛋糕"、"热香饼"、"面包"等，令食物卖相更吸引人。风干机是运用高温的气流抽出食材水分，而食生一族要求处理食材不高过 41℃ 的温度，低温风干机可以将温度调校至 41℃ 甚至更低。

食物处理器： 即比较简单、便宜、方便使用，一般厨房普遍依赖的一种家电，作用是把食材磨成颗粒而不致液化，例如像碎牛肉及担担面的花生粒那样。食生厨艺中做糕饼及种种菜式的馅料都用得着，例如用来制作生菜包、汉堡等。

旋转切菜机： 制作食生美食时常常会用到，可把意大利黄瓜、西葫芦（翠玉瓜）或胡萝卜等做成蔬菜粗面、细面、意大利面等。

4.12 保证食生更成功

食生本来很简单，抓起苹果、香蕉啃就是了。可是认真实行下去，难免问题多多。

事实上，大部分立志食生者都半途而废、走回头路，有些甚至身心健康走下坡。

每个人的性情、处境、身体状况都不同，所以不可能有放诸四海皆准的方法，总之要有信心、决心、耐心，谨慎进行，别忘记这个转变的决定是你几十年间一件影响最深远的人生大事。

以下过来人的智慧可供参考：

√ **三思后行**——别太冲动，想清楚、不心急、慢慢来。设计最适合自己性格和处境的策略。"循序渐进，听其自然，开心积极"是绿色转化的十二字真言。

√ **知识装备**——消化吸收最新、最可靠、最适合自身情况的知识，办法是看书报、上网找资料，参加讲座、培训班、食生聚会等。最好多多看书、看录像、听录音、上网找资料。

√ **扎堆**——认识志同道合之辈，互相切磋、交换心得，获取情绪支援。如果认识有先行者，已经实行了食生，便可多多讨教，参考熟人的经验，因为至少可以得到各种本地的资料，例如有机冷压椰子油在哪里买得到、哪种牌子的搅拌机最好。多与志同道合者切磋交流心得，互相精神支持。

√ **享受美食**——寻找供应优质食生菜式的餐馆，加入食生团体，买优质食生食材。

√ **学厨艺**——参加食生厨艺班，见识更多更特别的吃法。

√ **享受厨务**——自己做菜，自己种植食材。以自己的厨艺作品为荣。

√ **思想准备**——肯定这个信念：自己这样做不仅个人在精神、生理、心理各方面获益匪浅，还是在切切实实推动一个人类亘古以来最大、最彻底的文明革命，为下一代谋真正的幸福平安。这样的话，就不会容易半途而废，失去斗志了。

√ **改变自己的生活习惯与人生态度**——整体地配合，包括检讨日常生活细节各方面够不够绿色，反省世界观、人生观与价值观是否妥当，然后寻求改进。在每一方面逐步绿化自己的生活习惯及生活环境，例如戒烟、早睡早起、吃健康食品、素食、打坐冥想、按摩、断食、做手疗、搬到空气清新又宁静的地方住、培育芽菜、辟地自耕等。

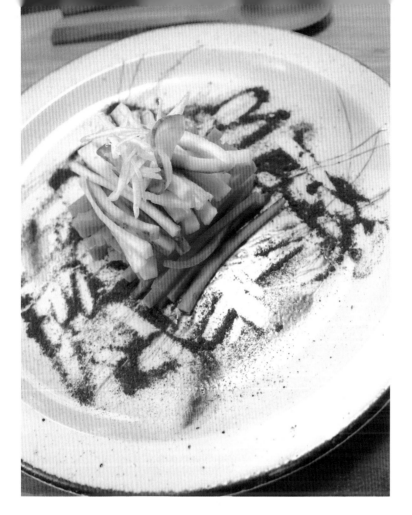

√ **欣赏自己的进步**——在内心、精神、心理方面意识到一些美妙的转变，包括心境好、工作能力提高、感官敏锐、创造力和想象力更丰富等，甚至在生理方面觉得不断进步，包括行动更敏捷、四肢更灵活、慢性疾病及症状消失、体能耐力提高等，留意观察身心灵的转变，感觉到生命不再 样。努力记录健康进步的情况，如头发变黑、体重恢复正常、皮肤斑纹消失、肠胃消化改善、抵抗力增强、睡得好但睡眠时间减少、不再疲累等。这一切令我们个期然有一丝丝"好"的感觉，不断强化再进一步追求健康的决心，坚持下去。

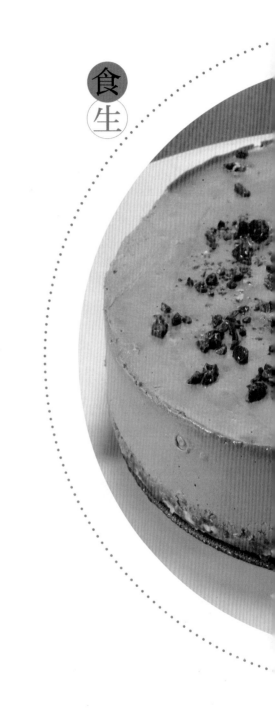

食
生

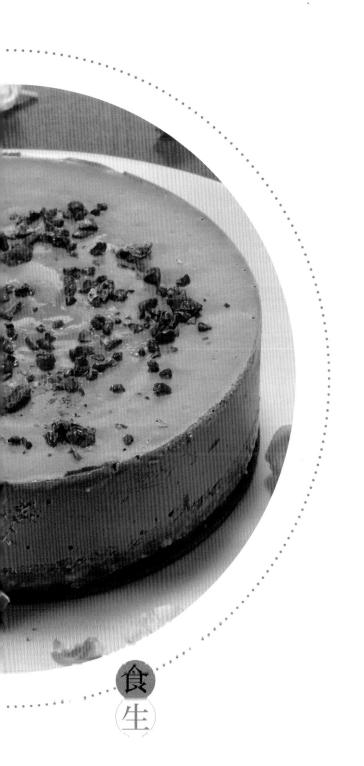

第 5 章

食生考验应对有方

食
生

5.1 考验 ① 熟食瘾失控

鲜为人知的秘密：食生初期（许多人身体力行了好几年仍然如此），几乎所有人都不时在挣扎，竭力控制自己的食欲——

（1）不断关心着要吃什么，而且是频频有强烈欲望想吃不健康的食物。

（2）有强烈欲望想吃以前惯吃的熟食。

（3）不停地吃东西，导致暴饮暴食。

三者都对健康不利，但又明知故犯，即使成功禁制冲动，也难免造成严重的压抑。

事实是，不少决心戒掉熟食／肉食，改为大比例或全部食生的朋友，心灵方面往往算不上健康，他们正是由于身体、心灵等各方面长期欠佳，活得不开心，弄出各种疾病或情绪问题，才一举尝试食生。开始食生之后，他们先前的心态及生活习惯又未能及时彻底改善，特别是生活压力、精神紧张依旧，令进食变成了宣泄压力的管道，于是时时被心瘾缠绕，长期痛苦又吃得不健康。这样食生，较严重者，反而会比吃熟食／肉食对健康更不利。

■ 眷恋昔日口味的应对策略

毫无疑问，熟食瘾往往是非常难以戒除的——通常比戒肉还要难。

一个自小习惯了熟食的人，在改为食生的初期，总是会不断缅怀"传统"口味，老是想寻找以前最爱的食品的那些味道，这是很正常的。不过正如前述（见4.7），适应一段时期后，通常这些心瘾会不知不觉消退，我们会逐渐摆脱过往的习惯与口味，只要在过程中细心感受身体的需要，放心按感觉办事，最终必定可以摆脱心瘾。

而勤做修行功夫（静心、气功、瑜伽等），生活减压（节奏慢下来），勤力排毒（洗肠、断食等），都可以减少心瘾的折腾。

遇上熟食瘾发，不妨这样做：

√ **加强警惕**，限量进食脂肪——特别是果仁、牛油果、干果。

√ **加强警惕**，限量吃食生版美食——特别是"蛋糕""面饭"等，尽量少用调味料，尽量少吃浓味的食物。

√ **吃大量水果**——时常想吃东西往往是由于水果吃得不够，只要吃够水果，身体就感到满足，不想再多吃别的东西。

√ **严格执行"饿时才吃"的原则**——若不饿时吃东西，大量食物会积聚在肠道内不能消化，身体得不到所需的养分，导致又再想吃，时常想吃，于是出现恶性循环。

√ **尽量不破戒**——食生无须像教徒那样严格恪守各式各样的戒条，人无完人，犯错是天性，偶尔放纵一下自己或者在社交场合随俗，未尝不可。但是话说回来，破戒"犯错"程度有别，有轻有重，不少错误是大忌，尤其是对于初期食生者而言。犯一次两次，很容易自欺欺人，无从自拔。总之，为了避免失控，功败垂成，前功尽弃，最好不要随便破例，尤其是明知故犯的人忌，如吃肉、一餐吃大量熟食的美食等。

√ **减压**——

各方面得不到满足、长期紧张，才会靠吃吃喝喝去补偿、宣泄。所以治本之道，还是要查找自己人生之不足，过比较自在圆满的生活。

√ **避开诱惑**——认识自己的瘾头（至少在食生的初期），尽量减少接触上了瘾的食物，例如喝惯了某连锁店咖啡的就绕道走，别走近那些店铺，天天要吃蛋挞的最好不要再去面包店、饼店、茶餐厅，即使要买面包也请家人代劳。

√ **认识诱惑**——静下心来检讨、分析自己有哪些瘾，在什么情况下会发作，渐渐明白到原来只不过是一时冲动，可以用什么手段（如练功、做其他很喜欢的事情）或食物（找到代替的食品）来化解。

√ **常存新鲜蔬果**——家中、公司、手袋常存放水果，想吃就吃，避免吃垃圾食物。以水果代替零食，蔬果汁代替加工饮品。

√ **添置厨具**——可方便快捷处理食物。当看到家中的搅拌机时，就会自然想买些蔬果回家打汁饮了。

√ **随缘，放过自己**——不要给自己压力。我从来没想过，亦没有任何计划，在短短一年时间内，增加如此多食生比例。只是很随意，心情好时、有时间就会吃多点生。慢慢就愈吃愈多，成了习惯。

√ **明白食生的意义**——不用在意别人的目光，只要知道这是正确的饮食方法就行，重要的是知道自己为何要选择食生。

√ **聆听身体的声音**——这是最重要的，我亦是在开始食生后，才渐渐懂得与自己沟通。每个人也是独特的，只有自己才最清楚。每次吃食物后，感觉一下自己，若感觉平安舒服，就是适合自己了。

说到底，食生很容易，戒熟食才不容易。其实最好的方法是接受事实，承认强烈想念熟食是很自然的，开始食生时需要极大的勇气、毅力、信心，但也不宜过分折腾自己，强自己所难，令自己压力过大受不了，导致心理不平衡。若能有意识地开始食生，已经很好了。

5.2 考验 ② 食生受到家人反对

如果是与家人同住，改为食生之时难免引起相当的冲突、不安，造成许多方面的阻力，严重者甚至感情受创，长期关系恶劣。

其实家人不支持我们食生，不接受你突然行为怪异，完全可以理解：

▷ 为你健康担忧，尤其是留意到你消瘦、排毒反应折腾、内心挣扎。

▷ 由于你拒吃他们做的菜，他们感到被冒犯、难堪。我们突然一改多年习惯，停止再吃长辈或配偶做出来共享的菜，由此产生的罪恶感可大可小，小者令大家觉得你不合群、不随众、不欣赏、不感恩，大者引起恐慌（原因之一是身为一家主厨的丈母娘或爱妻会害怕失去自己的角色而出现身份危机，觉得自己再无存在价值、影响力，又失去赞赏感恩尊重等；另一个原因是恐怕你"教坏"其他家人，令配偶、子女有样学样，一举改变家庭的文化与氛围，反对者愈益"失势"孤立。（我亲眼看到高龄母亲因而气死、夫妻因此反目而婚姻决裂）。

▷ 你减少同桌吃饭而失去亲和沟通机会。 家人同聚进餐，天经地义，同桌吃饭分享食物不但是为了充饥，更有共享福乐的心理深层意义。食生之后（至少初期如此），若是自携食生食品与家人共同吃饭但不吃他们的东西，由于种种原因（包括面对向来习惯了至爱的食物不让自己吃、见到家人吃不健康的食物觉得不忍心），往往相当难受，只好自己另觅地方去吃，于是失去了感情交流、互通消息、讨论家事、讲心事的机会，久而久之，与家人的关系难免大受影响。

■ 面对家人阻力的策略

我们不妨逐一拆解上述问题，寻求家人合作、谅解与赞同，说不定还可以感染大家多多食生呢：

√ 表达衷心感恩——内心肯定家人全无恶意，一切为难针对都是基于骨肉亲情关怀，所以要不断公开表达感谢他们真心的爱。

√ 尽量表现得健康——减少他们担忧的最佳办法莫如自己健康水平不断进步，令他们无须忧虑牵挂。在家人面前诉说自己排毒如何辛苦或者遇上困难迷惘，能免则免。相反，一方面振奋精神表现得开心、正面、信心十足，另一方面不断报告自己身心灵方面如何进步、有什么收获（报喜勿报忧）。

√ 耐心沟通——向大家解释自己消瘦、身体不适、情绪波动等都是自然的排毒反应，食生初期必然发生，这个只是过渡时期人人要经历的现象，完全无须担心。

√ 吃得好——在大家面前吃营养丰富的食生版饮品食品，耐心逐一介绍，教他们安心知道你也吸收到更多的养分。

√ 尊重家人的饮食习惯——一家人同桌进餐，是非常自然的事情，同桌吃饭分享食物不但是为了充饥，更有共享快乐的意义。虽然食生　族选择了不同的饮食方式，或许对家人仍然吃肉吃熟食感到不舒服，但谨记尊重他们的选择；若觉得感觉较好，可与家人在不同时间进食——于他们饭前饭后，在饭桌或其他地方吃。

√ **加强沟通强化天伦亲情**——竭尽所能付出心力时间，在饭桌之外多多与家人相处，加强交流、讲心事，例如饭后安排分享时间（全家定期坐下来丢开一切谈心、做静心祈祷或其他疗愈功夫），假日更多共同活动等。

√ **做食生版美食**——自己多看食谱，多参加食生烹饪班改进厨艺，回家多实践，同时诚意邀请家人一起下厨，交流心得，努力做出各式各样够吸引人又迎合一般人口味的菜式、小食、饮品，投家人之所好（例如有人喜欢吃芒果就做芒果果冻，有人喜欢南瓜就做南瓜派），设计菜谱，偶然给予惊喜（例如生日时奉上他最喜欢的特制的全生版巧克力蛋糕），希望慢慢令大家改变看法，比较接受食生的习惯，甚至爱上一些食生的食品，例如风干的零食或食生版冰激凌、奶茶。

√ **装饰食生菜肴**——不时在家人面前用心装饰自己吃的食物，例如将餐汤、沙拉、主菜、甜品摆设得媲美大餐厅的作品模样，令他们印象良好，也心动跃跃欲试品尝一下。

5.3 考验③ 食生受到朋友非议

在此时此地此文化，茹素在几乎所有人心目中都是离经叛道、难以理解的疯狂行为。谁够胆身体力行，难免会成为众矢之的，往往处处受到排挤、为难、取笑，这是绝对尴尬难受的社交境况，除非我们有无比的信心加上高度的自我评价，否则很容易受不了压力而放弃，走回头路。

人是群体动物，此时此地的生活环境不容许我们过分我行我素，不理他人的感受反应。但是过分重视人家怎样看怎样想，往往失去了自己，也容易导致"父子骑驴"的后果；近日研究更发现：愈介意人家怎样看自己的人健康状态愈差。原来平衡别人的意见与自己的主见，是生活艺术的重要部分呢。

■ 面对朋友非议的策略

关于食生后面对亲戚、朋友、同事时的麻烦，不妨这样看：

▷ 新鲜事物总是难免引起哄动、批评、质疑，日后成行成市，终归会被大家视为当然。走在潮流前面，领先做正确有益的事，值得自豪。

▷ 人家的批评通常基于未知，值得谅解。

▷ 人家的质疑通常出于关爱，当然要感谢感恩。

▷ 我们不合群又违反文化常规的表现确会引起各方不方便甚至反感、歧视。

这样调整好自己的心态，就容易将尴尬与抗拒反感减到最低。

在策略方面，每次受到挑战、嘲弄，遭人家强逼吃熟食时，最明智、大方又有爱心的做法可以是：

√ **充分沟通**——积极坦诚地告诉亲友自己的想法、立场与计划，真诚地请大家尝试了解及支持。向大家解释自己消瘦、身体不适、情绪波动等都是自然的排毒反应，食生初期必然发生，完全无须担心。一方面表现得开心、正面、信心十足、精神振奋；另一方面不断报告自己身心灵方面如何进步、有什么收获，以消除亲友的担忧。

√ **低调地改变**——很多时候，我们会在有意无意间用说教的口吻宣扬食生的好处，同时要求对方认同，借此证明自己的决定正确，可惜这种沟通方式注定无效，反而会招来反效果。所以，在最初阶段宜低调进行，例如表示自己的口味开始变得清淡，在家自己下厨、在外主动点菜，这样家人朋友会较易接受。

√ **切勿解释自卫，更忌反驳**——尽量说有关问题（例如这样吃营养够不够、会不会太寒凉）自己所知不多，待往后多多认识再行奉告。

√ **食出幸福模样**——在大家面前吃营养丰富的食生版饮品食品，耐心逐一介绍，使他们安心，知道你从食生当中吸收到更多养分。如果我们食生食得开心健康，让家人朋友看到自己食生之后各方面的良好转变，相信是令大家放心又安心的最好证据。

√ **自备餐点分享**——如果知道朋友能接受自己选择的话，可以带自己喜欢的食品，在进餐时拿出来邀请大家品尝。如果购买或者自制的小食好味、好玩、有特色，大家往往会好奇一试，甚至爱上。

√ **如果朋友（特别是长辈、上司）劝食：**

* 推说自己今天或近来胃口不算好，此餐只想少吃。

* 推说完全是近来个人口味的问题，对熟食不知何故失去了兴趣，甚至反胃、无法消化。

* 推无可推时，就拿医学意见作挡箭牌，说医生不容许自己吃、警告说身体受不了——这样人家就不会太为难你了。

√ 调整生活圈子——长远目标，一方面减少凑热闹、追求感官刺激的公私应酬宴会或社交聚会；另一方面多交志同道合的朋友，一起享受健康以有助灵性成长的生活。渐渐地，社交问题会在不知不觉之中消失于无形。

5.4 考验 ④ 食生后排毒反应折腾

大部分人增加了食生的比例后，很快身体出现各式各样的病症，感到不舒服又担心，或者情绪不稳定，于是以为自己吃错了，或者根本不适合食生。

其实食生过程中或多或少难免会出现"排毒反应"，即生理和心理状况都会有起伏：生理方面，可能会出现四肢无力、不想动、睡眠时间足够却仍然疲累、皮肤瘙痒、不时头痛、有体臭、牙齿松动等。心理方面，包括情绪起伏不定，一时轻松自在、活力充沛、开心兴奋；一时又疲累不堪、全无精力、情绪低落，这些黑暗时期正是毒素大量释出的时间。

■ 排毒反应会持续多久？

食生之后，大多数人会在 4~8 个月内完成排毒过程，究竟什么时候会出现这种不适的现象，人人不同，无法预测。排毒反应通常维持几个钟头，最多两三天。

■ 为什么食生之后身体会排毒？

打从出生那一天开始（如果是吃母乳的婴儿，则从断奶之前开始），我们每个人都在长期吃"错"食物。等到终于有幸到了某一天觉悟，痛改前非，戒掉恶习，开始吃"对"了，身体必须经过一个重整、大装修的过程，将多年来为了适应坏习惯而装设的纤维组织拆走，再安装"原厂正货"的纤维组织，于是经过几个月的大工程，身体焕然一新。

当然，这个拆卸、清除废料、安装新设备、从头适应的过程通常不会轻松，年纪越大、以前饮食方式越不健康，期间总是越辛苦。

■ 如何分辨是排毒反应，还是吃错了？

如果你经过一两年，"排毒反应"仍然继续，有以下症状：

▷ 体力精神欠佳（四肢无力、不想动、睡得时间够仍然
　 疲累）。

▷ 情绪起伏不定。

▷ 皮肤瘙痒、不时头痛。

▷ 有体臭。

▷ 牙齿松动。

通常并非表示你有大量毒素仍未排出，而是你食生吃得不对，生活方式有问题。我们身体新陈代谢及其他方面（如负面情绪）搞出来的毒素固然余生继续不断要排走，但是密集式大规模排毒应该在几个月之内完成。

精力差的原因：运动不足、晒太阳不够、吃得不对（太多脂肪，例如坚果、种子、牛油果、油和其他调味品或者食物组合错误）、情绪差、吃得太多。

■ 面对排毒反应的策略

出现排毒反应，只要这样做，既安全又舒服得多：

√ 尽量争取休息。

√ 减压、放慢生活步伐。

√ 适当晒太阳。

√ 想尽快令食生排毒新生过程大功告成，最好的办法是做断食、洗肠。

■ 为什么食生要做断食？

在食生期间，断食是非常明智的做法；习惯了食生度日之后，定期做断食更不可少，因为：

√ 食生必然促进身心排毒，若不把释出的毒物尽快排出，让它们在身体各部位流动，只会令自己继续辛苦，而且伤害各器官。

√ 断食会改变口味习惯，令人更容易接受、适应食生的新口味。

√ 断食会改变精神状态（例如变得清心寡欲、性情平和、心情轻松、更富灵感），令人更容易适应食生的高能量生活方式。

尝试断食之前，应咨询了解这种排毒方法的专业医生，确保方法适当。

■ 为什么食生要做洗肠？

洗肠包括浣肠、水疗和灌肠，是一种应急的排毒手段，能够实时有效将肠道内积存的毒物移除，对各种亚健康及容貌问题，如头痛、慢性疲劳、消化不良、易感冒、耳鸣、记忆力衰退、失眠或嗜睡，以及脸色发黄、青春痘、皱纹滋生、肥胖、各类色斑、口臭等均有不可思议的改善功效，同时还对多种疾病（如腹泻、结肠炎、寄生虫感染、粪石阻塞症、结肠癌、肠道菌群失调等）有预防作用。

我们吃得越健康，越需要做洗肠，这是因为当我们改为食生之后，尤其是采用有效的排毒方式食生（例如多喝绿蔬果昔）之后，那些超健康的食物会促使肠道改变生态，逐步将多年来所积聚的毒物清除，排出来送往结肠，毒素在结肠集合存留，若不用有效的方式清洗，会导致身体明显的排毒反应，包括头痛、皮肤问题、喉咙痛等，总之做了洗肠，结肠变得干净，一定会减少各种不适。

　　尝试洗肠之前，应咨询了解这种排毒方法的专业医生，确保方法适当。

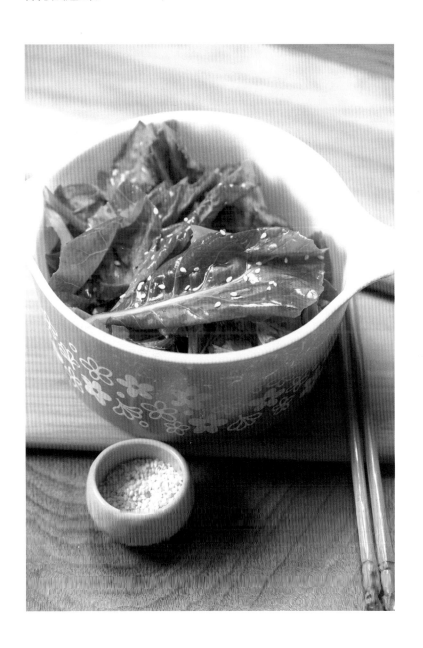

5.5 考验 ⑤ 身患重病怎样食生?

患重病可以食生吗? 可以的。身体有病(如癌症、糖尿病、三高、痛症、皮肤病),食生总会立竿见影,加速康复。许多疾病的成因正是长期营养不良、毒素堆积,加上肠胃长期过分劳累,功能失调所致。食生之后,身体自动大扫除,再次获得所需养分,于是自动疗愈。话虽如此,改变饮食习惯始终是令身体震惊的冒险行为,难免带来相当的压力,任何人若是本身身体虚弱又充满危机感,最好三思而后行,通常逐渐改变、见机行事、保持与身体沟通,再配合其他生活方式的改变,才是稳妥的做法。

■ 重病食生的策略

病得很重需要食生,同时更需要知识与智慧,否则未见其利先受其害。因为只有吃得对,才可以让身体得到最佳的环境及条件排毒重生。重病者因为身体处于虚弱崩溃的边缘,要适应食生带来的转变非常困难,尤其是无可避免的排毒反应。如果适应不来,随时会令病情急转直下,性命不保,所以采用什么样的食生策略、预估排毒应有多激烈,必须拿捏准确。

具体建议:

√ 留意体质和具体状态更重要(例如要按寒热虚实进食、当时身体有多虚弱),不容轻率,因为身体功能已经严重失衡衰退,不易适应食生的食材。

√ 少食多餐,无须勉强病者多吃。凡患病者均不宜暴饮暴食,必须有胃口才吃，吃什么都适可而止。

√ 凡患病者都应该吃清淡又易消化的食物，所以最好暂时不吃坚果、牛油果、榴莲等。

√ 只吃常温食品，冰冷的不吃。

√ 凡患病者都应该对症忌口。

√ 尽量多吃蔬果昔是好办法，尤其是虚弱、没胃口、难排便者。

√ 多采用椰青水和少量椰青肉。

5.6 考验 6 不同年龄段人群食生有不同考虑

按中医学说，我们的体质，可细分为九类：平和体质、阳虚体质、阴虚体质、痰湿体质、湿热体质、气郁体质、气虚体质、血瘀体质和特禀体质。每种体质均有对应的饮食宜忌，要知道自己是什么体质，可向信赖的中医师请教。

√ 儿童——"纯阳之体"，生机旺盛，身体不断发育，忌吃辛热、补气、温里、助阳、滋腻味厚的食品，如肉、蛋、奶、鱼、巧克力、人参和一切补品；宜吃健脾开胃的食物，如山楂、山药等。

√ 青年及壮年人——饮食选择可以比较随意。

√ 长者——由于身体机能减退，血气不足，故饮食宜清淡，只吃易于消化吸收的食物，忌胡乱进补及进食肥腻难消化的食物，寒凉食材亦一概不宜。

5.7 考验 7 食生失去人生乐趣?

大多数尝试食生的人，在开始时只懂得直接吃瓜菜、水果、坚果，不晓得原来食生也有多彩多姿的料理方法，当然觉得沉闷，甚至因此放弃。

其实，食生一样可以做出不同口味、不同补益的头盘、汤、沙拉、主食、饮品、小食、甜品的丰富全餐，只要肯花心思去学去做。其中不少菜式仿肉类、馅饼、蛋糕、饼干、冰激凌、粉面而做，可以满足不少吃惯传统食品一族的食欲。西方许多大城市都有食生的餐厅，供应精美大餐。

■ 怎样令生食更美味?

有捷径。

事实上我们身边就有不少现成的食材和配料，信手拈来放入菜式中作配搭，已经可以轻易赢得绝大部分食客的欢心，令自己开心满足。

例如：

* 食材类——椰青水、椰青肉、芒果肉、牛油果肉、热情果、榴莲肉
* 酱料类——杏仁酱、芝麻酱、咖喱粉、可可粉、芝麻油、醋、酱油、椰子花蜜

■ 食生有什么食材可以选择?

举例（以上还要配合时令，以及个人健康状况，如体质、个人口味来选择）：

√ 极佳，多吃——

香蕉、椰子、木瓜、柿子、西瓜、蜜瓜、哈密瓜、荔枝、桂圆、红石榴、芭乐、火龙果、苹果、西柚、柚子、释迦、梨、橘子、

橙子、青柠、柠檬、猕猴桃、莲雾、甜椒、西红柿、合掌瓜（佛手瓜）、黄瓜、冬瓜、红薯叶、菠菜、芥蓝、苋菜、芹菜、空心菜、潺菜（木耳菜）、龙须菜、萝卜叶、油麦菜、羽衣甘蓝、紫贝天葵、芽苗、花朵。

✓ 极佳，但只可少量吃——

牛油果、萝卜、胡萝卜、红菜头（甜菜根）、南瓜子、葵瓜子、火麻仁、亚麻籽、芝麻、杏仁、核桃、巴西坚果、夏威夷坚果、紫菜、海带、泡菜、藜麦、姜黄、螺旋藻、松针、可可粉、水克菲尔。

✓ 只宜偶尔吃或少量吃——

食生版的豉油、味噌、咖喱、冷压食用油、自家制干果、自家制冰激凌、自家制"蛋糕"、自家制巧克力。

5.8 考验 ⑧ 食生要花很多时间做菜？

改为食生初期，由于难以忍受餐餐只吃水果及沙拉，感到异常单调乏味，往往付出相当多的时间精力去学习，试做复杂麻烦的花巧菜式以满足食欲，也让家人朋友觉得舒服。但坚持食生一段时间后，心态与口味会逐渐改变，向往返璞归真，大部分时间只需吃最原始状态的蔬果及坚果，于是每餐只是洗干净，略微切开一些食物即可，可以省却大量下厨的时间和精力。

而且由于吃得简单直接，饭后洗碗碟及收拾厨房也大为简便。还可以一边洗切新鲜的蔬果，一边欣赏它们可爱的颜色香味，实在是美妙的静心好体验呢！

5.9 考验 ⑨ 外出用餐时很难坚持食生？

目前几乎所有餐馆都不会考虑食生者的需要，所以上馆子确是不快且艰难的体验。不过我们还是可以做足准备，把麻烦、不便减到最少。

■ 食生外食策略

√ 预先了解光顾各类餐馆的话，自己能有什么食生的选择。如果同伴无其他意见或犹疑不决，抢先主动提出自己想去哪一家。

√ 先翻看菜谱上"沙拉"和"鲜榨果汁"部分，看看有什么想吃的。

√ 仔细研究其中各种熟食的菜式，找出一些可以不用煮的食材，例如"蚝油生菜"就尝试要求只要生的生菜（另加一点油和醋），"西芹腰果肉粒"就只要生的西芹和腰果。

√ 如果合适、条件许可，自带一点可充饥的食生食品饮品，例如蔬果昔、坚果、瓜子，低调地吃。如果合适，刻意多准备一点特色又方便的食生菜式（如风干果物），拿出来与众分享。

√ 预先告知东道主自己的饮食方式，可以吃什么，让人家选择餐馆和点菜时心中有数。

√ 如果合适，吃饱再赴会。

5.10 考验 ⑩ 食生成本高、吃不起？

食生可以用极低的费用度日，亦可以买非常昂贵的食材，丰俭由人，完全依个人的口味、健康状况、经济状况而定，例如是否坚持食材要有机？是否乐于买进口货？是否是重病患者？食生初期，当然不熟悉食材的购买情况，往往找不到需要的原材料（例如生的椰子粉、水克菲尔、角豆粉、生的可可粉），即使找到也不便宜。

解决方法其实相当简单，就是请教过来人，多与本地食生者交流。例如参加聚会、加入网上群组之类，不难从他们口中得到宝贵情报。

当然，最后一步还是自己用心去寻找食材、尝试做菜，比较不同价钱的同类产品有什么不同的效果，再决定买哪一个档次的食材，例如最便宜和最贵的紫菜，售价往往相差十倍甚至百倍。

我个人的经验是食生之后大大减少了光顾餐馆，也大大减少了吃加工食品，省下的钱已超出购买食生食材的支出。初期的确要花一笔钱投资，例如购买搅拌机、榨汁机、风干机、滤水器等，但这些用品此后多年无须更换，亦省下不少钱。而且由于食生不必明火煮食，于是省下了燃料费。最幸福的是食生之后生病次数大减，由此省下大笔医药费！

事实上，食物开支大增，往往是过渡期的现象，日后习惯了，自然返璞归真，吃得简朴也吃得少，无须四处寻找昂贵的食材来满足心理需要。

更重要的是，当越来越多的人加入食生一族后，食材的需求就大了，则越来越多闻所未闻的食材将会出现在市面上（于是足健康店）亮相，以前稀有又天价的食材便会变得普及、价格大跌，例如现在越来越为人知的椰枣。另外，国际网上商店亦提供越来越多的选择，我们只要花一点时间去搜寻，不难找到自己想吃又吃得起的东西。

做食生者其实会省下大笔金钱，因为虽然表面上好像购买蔬果不便宜，尤其是买有机的，又要投资买至少几件厨具，但实际上在许多方面都能省钱：

▷ 减少食量——食生所需的分量比熟食少得多，自然不需购买大量食材。

▷ 减少光顾餐馆——因为外面的选择很少，又不便宜。

▷ 省下燃料费——食生不用开火，省下电费煤气费。

▷ 减少医药费——健康状况大大进步，不用"进贡"给医护人士或医疗机构。

想吃得好又不介意价钱，可以这样做：

▷ 多多光顾优质餐馆。

▷ 到高档超市或健康产品专门店购买食材。

▷ 挑高价的食生版食材，例如醋、豉油、果仁及各种补充剂。

▷ 上网订购食材或向本地农场订菜送上门。

■ 超低预算食生策略

√ 尽量少吃高价食品，多吃时令的作物。

√ 尽量不光顾餐馆，午餐、晚餐、茶餐自己做，或到蔬果店现买现吃。

√ 尽量自己种植食用的作物，特别是培育芽苗。

√ 多跑街市，与蔬果店、杂货店老板及店员混熟，到处收取时令食材情报，以及怎样处理食材的提示。

√ 在黄昏时买菜，因为菜档收工前往往有大量货品低价售卖。

√ 留意超市中特价售卖的蔬果，其中不乏真正便宜又有品质的货品。例如店方急于降价求售已熟香蕉，其实香蕉到此阶段才最有营养又好味。

- √ 多在厨房做实验，用简单廉价的食材，如奇亚籽、海带芽、珊瑚藻等，创作出千变万化的可口美食。
- √ 与同道中人多交流本地食生食材市场情报。
- √ 多与同道交流购物情报，集体购买更佳。
- √ 在合适范围内大批购买，最好"团购"与就近的朋友分摊。
- √ 用心明智地准备餐饮及储藏食材，减少浪费。
- √ 逐步增加新鲜蔬果的分量，减少坚果、食用油、调味料之类的高价食材。
- √ 不再因为馋嘴而花费在昂贵食生版零食（如坚果条）之上。
- √ 搅拌比榨汁省钱。
- √ 若条件许可（如污染小、供应多、不破坏环境、自己又够经验等），可上山采野菜。

5.11 考验 ⑪ 食生女性生理期变化

近年世界各地食生成功的事例越来越多，不断有类似报道——食生之后女性月经大大改善，不再痛经，不再辛苦，有的甚至不再流血。

原来地球上所有生物，只有人类会有月经流血；野外生活的雌性灵长类动物（猿猴）月经期间并不流血，但是困在动物园那些大多并非完全生食，部分会在生理期时流血，野狗野猫都不会，但是人类宠养的猫狗却会。

根据日常观察，此时此地的社会，月经辛苦又多血的情况，多数与身心健康整体状态有直接关系——生活越灰色（即体内积存毒素越多），经期越辛苦，越多血，时间越长。我多位朋友多年来月经流量可以说属于严重程度（比如几乎整个月不停流血），开始部分食生后，情况马上恢复"正常"（每月一次，少量，疼痛及情绪影响消退）。

德国尤斯图斯利比格大学的营养科学学院做过一个大规模的研究，共有 297 名男女参加，他们在 3.7 年中采用 70%~100% 食生，结果男性平均减了 20 斤，女性平均减了 23.7 斤。其中 45 岁以下的女性，约 30% 在经期不流血，而食生比例高（90% 以上）者，获益较食生比例低（90% 以下）者为大。

有研究认为，经期流血是一种病态，女性每个月流血正是严重毒血症的表现（因为血液含有太多毒物，因此以经血形式排出体外）。[①] 相关内容，可参考希尔顿·赫特玛著作《人本食气》（橡实文化出版社，2015）第 12 章。

5.12 考验⑫ 食生不断担心吃错

食生本该是超健康的，但是许多人食生之后，初期几个月健康都大有进步，三五年后却始终得不到理想的成绩，甚至开始出现种种问题，这是因为吃的方法不正确（违反了人体的天理）。

---

① 从中医学的观点看，月经的部分功能是祛邪、祛瘀，更新人体气血，让女性有更好的健康去准备怀孕，而中医妇科学也有提到，女性中有"暗经"现象，即没有出现月经出血却仍能排卵怀孕，其中一种解释就是因为饮食上较为健康，所以无需通过月经排出毒素。

▷ **吃太多美食**：美食瘾久久戒不掉，总是想吃以前吃惯的食物，于是花太多时间和精力去找或做食生版的仿制品，而且吃得不够健康，例如用过多食材去做一款食物；或者违反健康饮食原则，例如吃冷冻的食生版冰激凌；或者违反蛋白质与碳水化合物不应同吃的原则，例如用果仁加甜水果做蛋糕。

▷ **喝太多果汁**：导致糖分过高，不适合身体状态或令身体一时间未能适应。

▷ **吃太多调味品**：包括盐、油、醋、香料、各种加甜剂、沙拉酱，既没营养又过分刺激，导致身心状态恶劣，而且容易不知饱，进食过量。

▷ **吃太多脂肪**：包括果仁、牛油果。

▷ **吃太多发芽种子**：包括芽菜、谷物等需要较多能量消化的食物，加重消化系统的负担。

如果食生三五年后仍然有以下情况，也就是吃错了：

（1）**消化不良**：食生本该让消化排便大大改善，若长期放屁、大便困难、肚痛、便秘，便是吃错了（相信大多数是食物组合不当）。

（2）**消瘦**：食生可消除水肿、清洗旧脂肪，初时体重明显下降，但若减重过度无法复原（减去 12% 以上），便是吃得热量不足，通常需要增加卡路里，多吃甜水果（不是脂肪）！

（3）长期肌饿想嘴想吃：身上初期感到饥饿难忍、过渡期中非常怀念熟食、不断想要进食，是正常的，可是经过两三年仍然如此，则是明显吃错了，通常是脂肪吸取过多而天然糖分不足，改善方法是吃大量甜水果。

（4）**长期出现排毒反应**：食生初期身体会出现种种排毒的反应，多是疼痛、作呕、疲累、流鼻水、消化问题等，若一年半载之后仍然如此，证明是吃得不对及排毒做得不妥不够，办法是两方面都要改善、做好。

（5）**能量低**：食生初期身心疲累是正常的，但是一年半载之后仍然长期精力不济、提不起劲、整天倦怠、体能不足，证明吃得不对，要马上改善（通常是多吃甜水果、减少脂肪摄入）。

总之，遇上前述5种情况，都要坦白反省：

▷ 吃脂肪（牛油果、椰子、果仁、种子等）是否过量？

▷ 吃干果、食生版的美食（"蛋糕""冰激凌""奶昔""糖果""馅饼"等）是否过量？

▷ 吃食用油、盐、加甜剂及其他调味品是否过量？

▷ 吃青菜够不够？

▷ 吃水果吸收热量是否足够？（是否清楚知道哪些水果含多少卡路里？）

▷ 其他配合的健康因素，例如劳动、晒太阳、休息是否足够？

说到底，食生失败的主要原因不出这两个：

* 知识不足：认知出了问题、实行出错，正如上文指出的。

* 信心不足：天天担心自己吃得不对、不够好，将心思集中到负面恐惧之中，那么即便吃得完全正确、质量很高，身体也不会得益。

5.13 考验 ⑬ 食生后健康未见起色？

不少人食生一两年后，健康只有小进步，或看似在原地踏步，甚至出现种种身心问题。亦有些食生者严格坚持多年，虽然身体看似"超级健康"，但心灵方面仍然欠佳。这并非表示食生不好，而是他们可能食生不得其法；而且食生本身不是万应灵丹，必须配合心灵层面及其他方面的修养，才能产生效果。

■ 食生就保证疾病会痊愈吗？

天下恐怕没有"包医"这一回事。

一个人的健康能否改善，由许多因素决定，正如大家明白，世上只有两个医生可以医好我们：①自己（因为你想病才会病）；②自然规律（宇宙造化的安排，生死有命）。

食生的确处处带来奇迹，不断有人由于成功食生而收获超丰富，心想事成，但是食生并不是康复的最重要因素——最重要的因素大概是积极的人生观、正确（合乎事实）的世界观、个人的心态、正确（合乎天道）的生活习惯（足够劳动和晒太阳、足够休息、起居依时、不过分紧张劳累等）、正确（合乎天道）的饮食习惯（速度、心情、时间、分量、食物组合等）。

如果上述各方面未有改进，单是由肉食熟食改为素食食生，虽然个病情、整个人的状态、生活质量方面理应大有起色，但是未必足以令人从此摆脱疾病。

食生是将生命转化至 A++ 级的饮食法，如能配合各种生活习惯，效果会相得益彰（详见 6.2）。

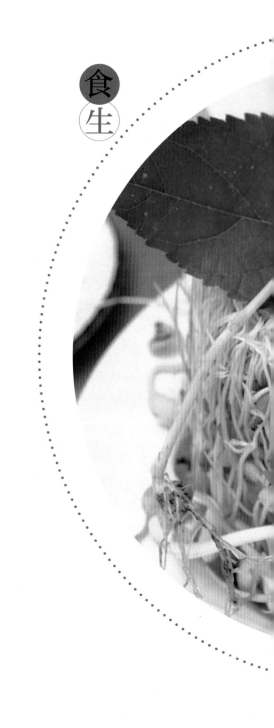

食
生

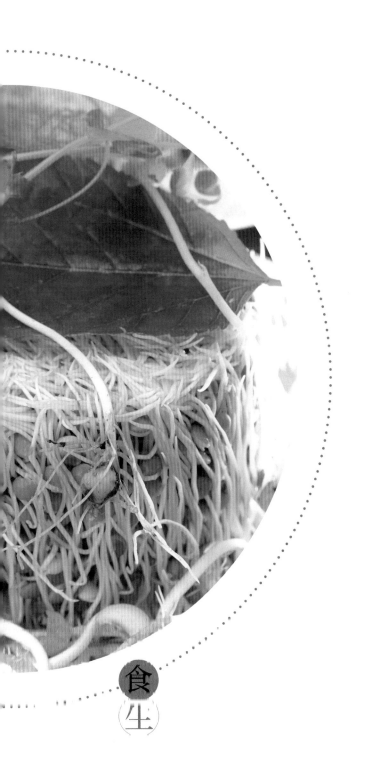

第6章

提升食生功效的秘诀

食生

6.1 食生：让生命状态升到 A++ 级的饮食法

只要稍为改变饮食方式，健康甚至生命即告完全改变——这是我近年来的亲身体会，效果非常惊喜。想健康与生命达到 A++ 级水平，就要这样吃：

√ 食生。

√ 真正饿了才吃。

√ 尽可能每餐少种类。

√ 绝不多吃。

√ 尽可能吃有机食材。

√ 尽可能吃时令食物。

√ 尽可能吃新鲜食材，最好即采即食。

√ 尽可能吃原味、不调味。

√ 注重进食次序，难消化的留到每餐最后。

√ 注重食物配搭，例如蛋白质不与淀粉质同吃、水果不与脂肪同吃。

√ 尽可能照此比例吃（以吸收的热量计算）：水果 75%，蔬菜 20%，种子、果仁及其他 5%。

√ 注重每日生理时钟的安排，例如早上多吃水果、下午多吃蔬菜、日落后不吃。

√ 心情欠佳、赶时间、太累或不想吃时不吃，身体不适时少吃，有心情有胃口、想吃时才吃。

√ 重视身体传达的信息——真正吃饱了便停。

√ 尊重直觉——什么适合吃，什么不宜吃。

6.2 拥抱真正健康，饮食回归自然

饮食是健康的基础之一：吃得健康，人才可能健康，可是单是吃得健康，没有其他条件配合，人也未必活得健康。

食生的人生不只是吃什么（有生命的食物），不吃什么（已死掉的尸体），还包括吃的方法、心态、环境、习惯，等等。

人按照天道，即大自然的设计安排，原本是这样吃的：

√ **食生**——只吃未死的东西，没有经过 41℃ 以上的高温处理的食物。

√ **食素**——不吃蛋、奶、肉。

√ **原状**——未经工业加工、维持天然的模样。

√ **原味**——不经调味加味。

√ **在地**——只吃就近种植或采摘的作物。

√ **正确比例**——以吸收的热量计算，进食比例大约是 75% 水果、20% 绿叶菜、5% 种子及坚果。

√ **正确组合**——例如蛋白质不与碳水化合物同时大量吃，吃时不喝，喝时不吃。

√ **正确次序**——例如先吃易消化的，再吃难消化的。

√ **状态**——不饿时不吃，心情欠佳时不吃，身体不适时不吃。

√ **分量**——永不吃过饱。

√ **时间**——只在日出后、日落前吃。

√ **速度**——细嚼慢咽，食不言，吃时放下万缘，例如不

阅读、不看电视、不听电话等。

√ **态度**——悠闲自在地吃。

√ **环境**——在自然舒服的地方吃。

√ **断食**——定期停吃。

同样重要的，还有生活方式、心态配合，包括：

√ **充分休息、减压。**

√ **时常劳动。**

√ **适量晒太阳。**

√ **时常接近大自然。**

√ **生活节奏自然，**即早睡早起、过慢生活等。

√ **少接触污染物，**如辐射、污浊空气等。

√ **多做排毒功夫，**特别是洗肠、断食等。

√ **时常做修行功夫，**如静心、气功、祈祷、瑜伽等。

√ **思想正面，**觉得生命有意义、有方向、有动力、有激情。

√ **勤布施。**

如果上述各方面办不到，即使食生正确、成功，也不容易健康自在。

当然，食生正确、成功，肯定令我们更容易办到以上各项。

6.3 一切改变从心念开始

人进食不单只是物理性活动（像汽车进加油站加油那样），它同时涉及社交、心理、精神等层面的互动。多尝试做以下各种活动，食生将会变得容易，吃得自在、满足。

说到底，一个人能否成功弃肉茹素或者戒掉熟食改为食生，还是在于心念上的改变。正如心理学大师弗兰克（V. Frankl）所说：When you have a Why， you can bear any How——只要知道自己为何要这样做，总有办法排除万难，千辛万苦亦视作等闲。

　　一般人认为吃肉、吃熟食是正常的，而且好味道。真正健康的心态却相反，明白吃素、食生是正常的，而且好味道。这涉及理性的认知，还有对食物的观感与口味习惯的改变，非常不容易，其间可能需要相当长时间的酝酿和挣扎，慢慢适应，当然也有突然出现的突破或奇迹，一切都会在适当的时机发生，无须强迫自己要实时完全改变。

　　身心灵互相影响，转为食生一族后，身体变健康了，整个人的心境、思想、情绪、做人的态度也自然改变，如：

　　√ **心情会更平安、宁静、澄明。**

　　√ **思想会更纯净、更有智慧。**

　　√ **处事时心态会更和谐随缘。**

　　√ **口味更清淡，品位更朴素、单纯。**

　　√ **更有慈悲心。**

　　√ **与大自然的沟通会更密切。**

　　√ **心灵得到的启发觉悟会更多。**

　　于是，谈食生渐渐变得更自然而然，各种"心魔"消失，碰到困难时更容易解决。

　　祝福你！

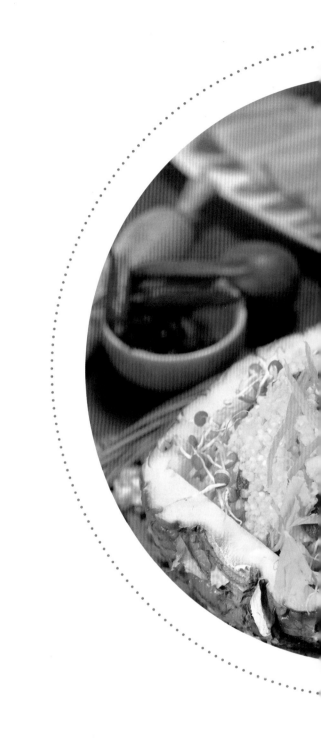

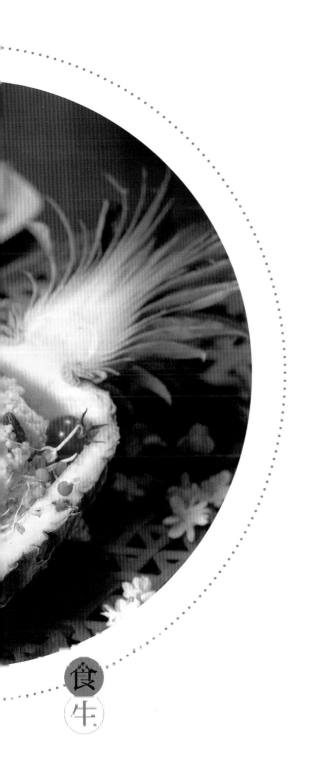

第
2
部分

食谱

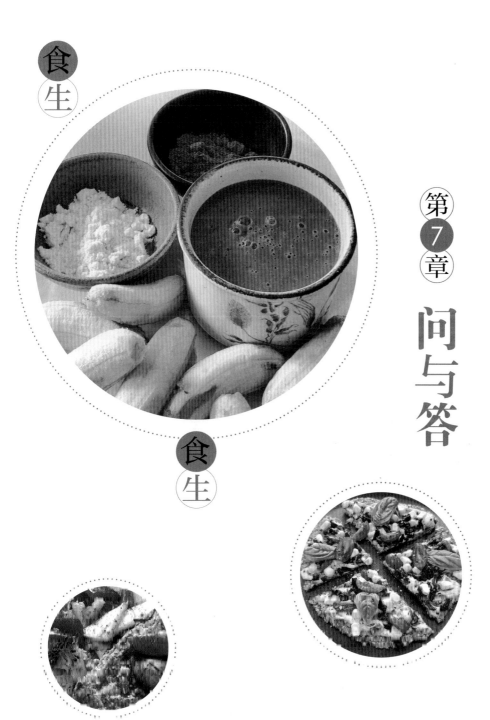

食生

食生

第 7 章

问与答

7.1 为什么要做食生版美食?

食生本来可以完全吃天然状态、未经加工的食品,事实上野外所有动物莫不是这样。我们今时今日食生,却会吃种种美食版的食品(初时过渡期尤其如此),总是要把多种食材组合、炮制、调味、甚至加冷加热后才吃,背后倒未必无因:

√ **为了口味满足**——长期吃惯了熟食和复杂处理的东西,难免有深重的心瘾,对某些菜式念念不忘,做食生版美食才能暂时或多或少抵消渴求折磨。

√ **为了让他人安心**——食生者在家人亲友面前吃类似大家心目中视为"正常"的食物,作稍为合群的姿态,往往可以减少他们的焦虑不安。

√ **为了吸引他人接受**——不少人确是尝过了食生版的美食之后,心花怒放、非常向往,逐渐习惯食生的生活方式。

√ **为了营养及疗效**——食材经过"化妆"与处理揉合之后,往往在体内更易消化吸收,尤其是针对各种病患及身体状况而设计的餐单,特别能派上用场。

7.2 食生厨艺跟做熟食有什么区别?

很多方面不一样:

(1)食生版的菜式中,材料的分量非常弹性,大部分既可以按照当时的感觉及个人口味加减，同时新鲜蔬果的味道每一批甚至每一个都会有很大出入，所以厨师凭经验"随心"去选用，本书列出的调味料分量尤其如此（例如味噌的咸味甜味每一种甚至每一批都有好大出入，椰青水的甜度亦然）。厨师最好按当下想达到的效果来决定取舍与分量，如：

√ 如果想诱使家人朋友初次尝到食生版的菜式时易于接受，不妨多添甜度（加椰子花蜜、椰青水等）。

√ 如果想加速排毒吃走疾病，最好减少用调味料，减少水果比例，增加深色青菜及甜菜根、海带等排毒食材。

√ 如果想大量进补，往往要牺牲味道，酌量谨慎加点特别有营养但明知苦涩辛辣的食材，如木瓜核、牛油果核、青萝卜等。

√ 夏季酷热时可以多加过滤水（可直接饮用的生水），增加水分比例。

√ 天寒地冻时可以加点热水让食品饮料升温至30~40℃。

√ 注意按时令选食材，例如冬天加点胡椒、指天椒（朝天椒）、姜（暖身效果），勿吃西瓜（解暑效果）。

√ 注意按体质选食材，例如体质偏寒者暂时慎吃苦瓜、薄荷等（寒性食品）。

√ 注意按病情选食材，例如糖尿患者要注意食材的升糖值、皮肤病者和咳嗽者暂时别碰致敏的食材（要遵照传统的专门智慧）。

（2）做食生版厨务特别要注意食材的成熟程度，有些水果过生过熟都不能用（如牛油果、香蕉、菠萝），成熟过程时间又短，所以需要预先筹划妥当，保证做菜时好做（苹果、梨、橙子等通常没有这个问题）。香蕉应特别注意，因为食生一族长期大量进食，所以最好熟透才吃，这样才有丰富的营养和疗效，而且生香蕉味道差更难消化。通常表皮出现大量黑斑才够熟，但也有少数香蕉例外，熟透后仍然不会变黄出斑。

（3）要特别留意并照顾对某些食材过敏的食客，提醒他们菜品中有没有过敏的食材，甚至特别为他们做另类版本。最易致敏的食生食材是坚果。

（4）为了照顾家人或食客的口味和需要，可以预先设计工序，将部分人不接受的成分加进去，如：

√ 做蔬果昔时你自己想吃得特别健康补充营养，可以先做好给大家吃的版本，倒出来分到他们的杯子后，剩下来的加进味道不好的食材，做出超级健康升级版自享。

√ 做沙拉、饭面、汤露（昔）等时，先做好不含坚果的版本，拿出来另外上碟给对坚果过敏者，然后放进坚果继续完成作品，成为标准版奉客。

7.3 本书食谱说明

食生版的菜式一般比做熟食的简单，因为食生崇尚天然、追求简朴，工序通常较少，而且弹性较大。

有小部分食生版的菜式较复杂又需要多番练习才有把握成功（如某

些"蛋糕"），只是因为不惜工本不怕麻烦想要模仿个别熟食名菜的原来模样（如"赛螃蟹""烧肉"），赢取赞叹而已。

本书介绍的菜式主要是入厨的基本功，读者动手尝试、举一反三、心领神会,相信完全不难发展出自己的风格,得心应手。

以下几点先解释清楚:

▷ 所谓"芽苗"是指用豆类和其他种子培养出来的幼苗,如绿豆芽、黑豆芽、苜蓿芽、向日葵苗、葫芦巴苗等（不建议用黄豆芽或大粒豆类的芽苗,因为较难消化）。

▷ 所谓"加甜剂"是指为了增加甜味而加进去的调味料,通常是买回来的预先包装产品。建议首选是椰子花蜜（或椰子花糖）,次选是龙舌兰蜜,也可以用甜菊叶（包括新鲜的、晒干的、浓缩液体瓶装的）、木糖醇。想更健康天然环保,只要可能的话（特别是做蔬果昔）不如尽量采用原状的天然食材来增加甜度,如椰枣、甜菊叶、柿子、无花果、香蕉、荔枝、椰青水、桂圆肉等。

▷ 所谓"味噌"是指日本式的"味噌（miso）"。

▷ 书中食材提到的醋,可以用西方流行的苹果醋,或按照自己及食客口味采用本地产品（例如浙醋、山东陈醋我个人非常喜欢）,我们店中采用最健康的一种椰子醋（用椰子花蜜发酵而成）和意大利黑醋（Balsamic vinegar）,后者配合西菜口味。最好能选用尽量低温生产的（酱油亦然）,那就应该是仍然活的,需要冷藏。书中提到要用的盐,都注明要岩盐;其实一般海盐也可以用,但是若能找到快高档的岩盐,味道与营养都理想得多。

▷ 各种现成的调味料最好是找到"生"的（即未经高温、化学、放射处理）：

　　＊不大困难找得到——橄榄油、椰子油。

　　＊有可能（虽然不容易）找到——酱油、醋、芝麻油、山茶花油、龙舌兰蜜、杏仁酱、芝麻酱。

　　＊恐怕暂时完全不可能找到——咖喱粉、花生油、玉米油、花生酱。

▷ 所有坚果及种子最好都先催芽，因为它们含酵素抑制剂，让这些种子在合适的环境才得以发芽生长。同时也会含有轻毒性的生物碱或皂素类的化合物。这些物质会引致胃胀、消化不良，也阻碍吸收种子的营养。经催芽后，不单可中和酵素抑制剂，更能启动种子中的营养。

催芽方法：

（1）将坚果种子以优质过滤水（可直接饮用的生水）冲洗，并根据以下原则浸泡。

（2）以优质过滤水浸泡半日或一夜（4~8 小时），其间换水2~3 次。

（3）滤去浸泡的水，即可食用。

（4）如有风干机，以 41℃风至干脆，可保存半个月。

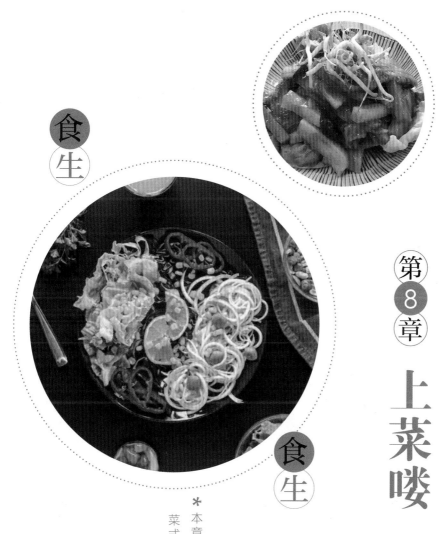

食生

食生

食生

第8章

上菜喽

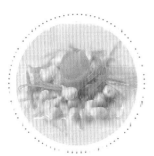

＊本章美食皆为生食或经典传统菜式的食生版

8.1 酱汁

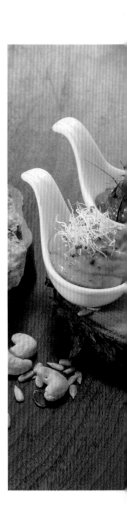

　　食生主食当然少不了沙拉！生食蔬菜水果其所含的维生素和矿物质更易被人体吸收，更重要的是，通过咀嚼，可以启动我们的消化系统，唾液中的酵素会在口腔进行第一轮的食物分解，减轻胃的负担。由于我们长期进食熟食，很少人会认真咀嚼，使得牙齿和消化系统出现毛病，通过吃沙拉，我们可以有意识地改变这个习惯，但只是咬生菜、黄瓜、胡萝卜听起来毫无吸引力呀！

　　酱汁是味道的灵魂。有了美味的酱汁，什么都可口起来了。

　　有了美味的酱汁，我们才更容易吃进更健康的东西。

　　市面上的酱汁，品质参差不齐。只有自己动手做，才保证天天享受到便宜、安全、超美味、超健康的酱汁。

　　制作酱汁，懂得选用优质食材又配搭得宜固然重要，但更关键的是明白几个健康饮食的基本原则，特别是食物类别组合（不同类别放在一起相生相克）和食物种类的数量（即愈少愈健康）。

　　另外，如果你有搅拌机，也会让自制酱汁更加简单。

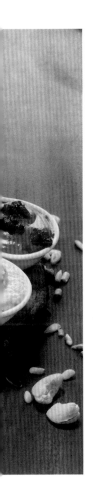

① 暖心三果酱

材料：

无花果、芒果、腰果。

做法：

将食材全部放入搅拌机内，高速液化搅至细滑为止。

温馨提示：

可以用桂圆、荔枝、榴莲、菠萝蜜等代替芒果。

② 东方风味杏仁酱

材料：

杏仁酱、味噌。

做法：

将食材放入小碗内，用筷子或匙羹搅至细滑为止。

③ 甜蜜红酱

材料：

甜菜根少许、香蕉3根、新鲜柠檬或青柠适量。

做法：

将食材全部放入搅拌机内，高速液化搅至细滑为止。

④ 西红柿酸甜酱

材料：

大西红柿1个、柠檬汁1/4杯、葡萄干或杏脯或桂圆肉随意、新鲜或干罗勒适量。

做法：

将食材全部放入搅拌机内，高速液化搅至细滑为止。

❺ 高营养牛油果酱

材料:

牛油果 1 个（起肉）、菠菜 1 棵（切碎）。

调味料:

按口味选用柠檬汁、梨（需搅拌液化）、味噌或指天椒(朝天椒)皆可。

做法:

1. 将牛油果肉及菠菜粒放入搅拌机内搅拌;
2. 加入调味料,酸、甜、咸、辣可依个人口味任择。

❻ 家常芝麻酱

材料:

芝麻半杯至 1 杯。

调味料:

味噌(依个人喜好添加)。

做法:

1. 芝麻最好先浸水半日或一夜催芽;
2. 将食材全部放入搅拌机内,高速液化搅至细滑为止。

❼ 开胃薄荷甜酱

材料:

薄荷叶、牛油果、香菜。

调味料:

椰子花蜜或椰枣。

做法:

1. 牛油果取肉,切粒;薄荷叶、香菜洗净,切碎;
2. 与调味料一同放进搅拌机,高速液化,即可享用。

❽ 美味香醋芝麻酱

材料:

黑芝麻。

调味料:

意大利黑醋、海盐、山茶花油或橄榄油。

做法:

1. 芝麻预先浸水 4~6 小时,沥干后研磨;
2. 研磨时,逐渐加入少量过滤水（见 4.11）搅成酱;
3. 最后加入调味料。

温馨提示:

不妨尝试用陈醋、浙醋、米醋等来做比较不同的风味，也丰富每一餐的情趣。

❾ 超级豪华果酱

材料：

桂圆。

做法：

1. 桂圆取肉，放入低温风干机，用41℃吹至半干（约半天至一天）；

2. 加大约相等分量的新鲜桂圆肉，与风干了的那些混在一起；

3. 全部放进搅拌机高速液化，实时享用。

温馨提示：

√ 也可以改用荔枝、芒果、木瓜、哈密瓜等。

√ 如果材料较少水分，或者想要稍稀的质感，可以酌量加水。

√ 不宜久放，在冰箱内保存半天甚至一天是可以的，但每次最好还是吃多少做多少。

❿ 大补山药酱

材料：

冬瓜、鲜山药、椰青肉。

调味料：

味噌。

做法：

1. 冬瓜去皮去籽、山药去皮；

2. 将食材全部放进搅拌机高速液化，实时享用。

温馨提示：

√ 本品只适合暑天食用。

√ 如果材料水分较少，或者想要稍稀的质感，可以酌量加水。

√ 不宜久放，在冰箱内保存半天甚至一天是可以的，但每次最好还是吃多少做多少。

8.2 沙拉

① 怡情胡萝卜沙拉

材料（2~3人分量）：

胡萝卜1根、甜菜根半个、芹菜2根、核桃1杯、

杏脯干1杯、罗勒半杯、生菜2棵。

调味料：

青柠/柠檬汁，也可以用8.1介绍的酱汁。

做法：

1. 将除生菜外所有材料切细块，再用食物处理机打
   成细粒；

2. 用生菜包来吃。

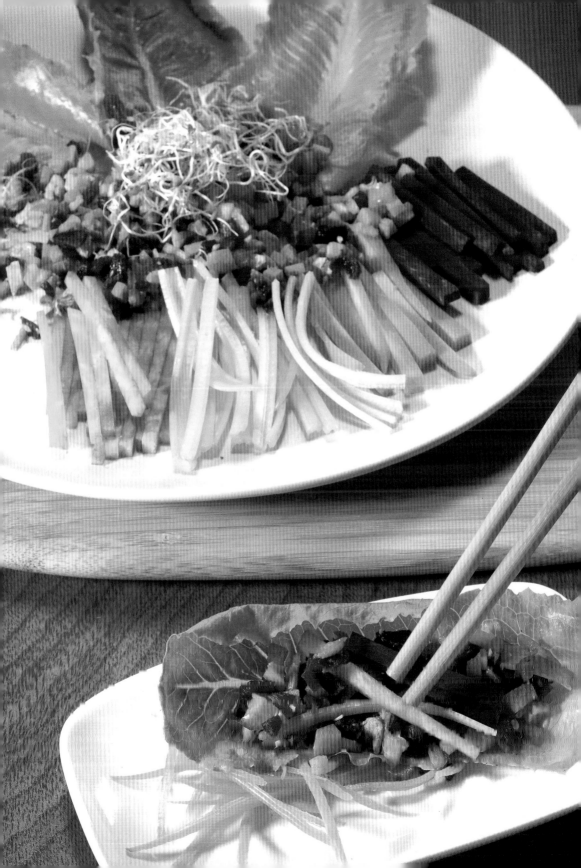

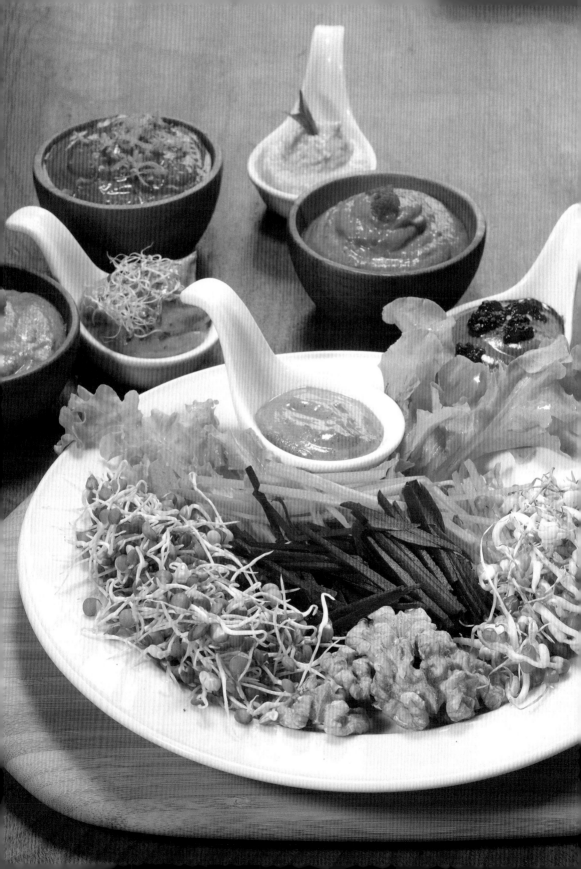

② **高酵素芽苗沙拉**

材料（2~3 人分量）：

芽菜 1 杯（绿豆芽、葫芦巴）、胡萝卜半杯、甜

菜根 1/4 杯及生菜 1 棵。（后三者均切丝）

沙拉酱材料：

核桃半杯、味噌适量，也可以随心就方便采用各

式自制或现成的酱汁。

做法：

1. 将全部材料洗净，在大碗内混合；

2. 将沙拉酱材料放入搅拌机磨碎成酱，即可与

   碗内食材一起随心食用。

③ **青春活力美体沙拉**

材料（1~2 人分量）：

苹果 1 个、熟香蕉 1 根、猕猴桃 1 个、芒果 1 个、

生芝麻 1 杯。

调味料：

可以选用较清淡的酱料（见 8.1），不用更好。

做法：

1. 各种水果去皮切粒，生芝麻浸泡 6 小时；

2. 将食材全部放于大碗内拌匀即可享用。

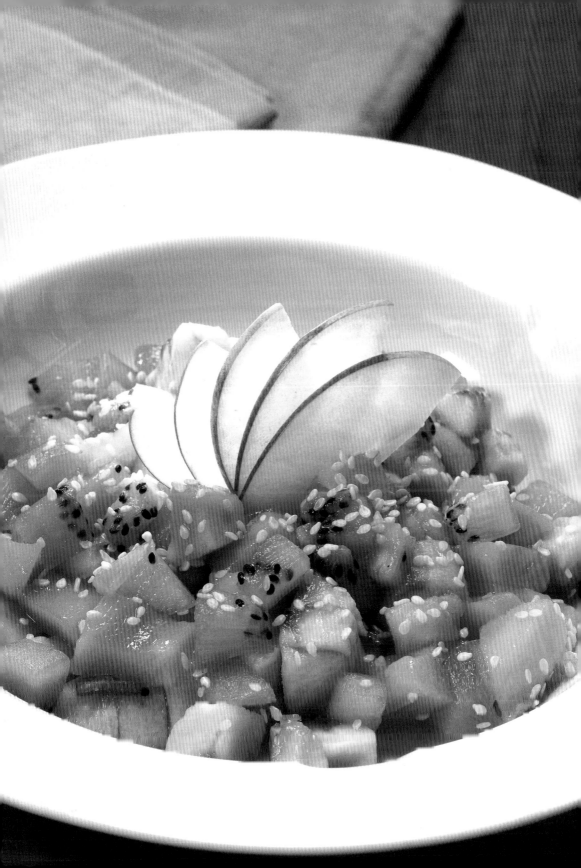

④ **清新酸甜沙拉**

材料（2 人分量）：

芒果 1 个、红甜椒 1 个、黄瓜 1 根、圣女果 1 杯、罗马生菜或其他时令菜苗 200 克。

调味料：

味噌，也可以随心就方便采用各式自制或现成的酱汁。

做法：

1. 芒果去皮取肉，红甜椒、黄瓜切丝，罗马生菜撕成小片；
2. 全部材料、调味料放于大碗内拌匀即可享用。

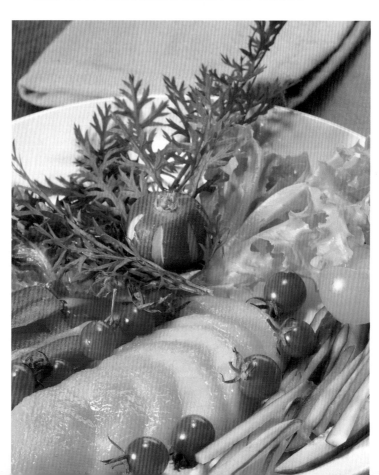

⑤ 泰式青木瓜柚子沙拉

主材料（2人分量）：

青木瓜 1 个、柚子半个、罗马生菜约 100 克、紫甘蓝适量、胡萝卜（小）1 根、西红柿 1 个、嫩豆角 2 条、青柠汁 2 汤匙、青柠皮少许、香菜少许、九层塔 5 片、杏仁 8 粒。

泰式酸甜辣酱材料（1 杯分量）：

亚参果（即酸角）10 条、西红柿（中）3~4 个、青柠 2 个、椰子花蜜 3~4 汤匙、指天椒（朝天椒）半根（可按个人喜好加减）、阿魏粉、岩盐少许。

调味料：

岩盐适量、椰子花蜜适量。

做法：

1. 青木瓜切细丝，柚子去皮去核取肉，西红柿切片，亚参果剥壳去核取肉，紫甘蓝切丝，胡萝卜切丝，豆角捣碎，香菜切段，九层塔切丝、杏仁催芽；

2. 全部泰式酸甜辣酱材料放入搅拌机内，搅至细滑成酱；

3. 青木瓜丝用醋腌半小时，再以冰水冰镇，加少许岩盐和椰子花蜜调味，备用；

4. 柚子取肉撕小块；

5. 已催芽杏仁加少许生酱油腌 1 小时，再放进风干机低温风干至脆，然后打碎；

6. 将青木瓜、柚子及其他材料加入泰式酸甜辣酱拌匀，再撒上杏仁碎，即可享用。

8.3 汤

① 温暖紫菜汤

材料：

杂锦紫菜（有不同颜色的天然海草）、生海带、胡萝卜、甜菜根、紫甘蓝、芽苗（如向日葵苗、苜蓿芽、绿豆芽）。

调味料：

味噌。

做法：

1. 将水加热，手指放入其中感到略烫（约41℃）即可；

2. 生海带切丝后在过滤水（可直接饮用的生水）中浸泡 10~20 分钟；

3. 胡萝卜、紫甘蓝和甜菜根洗净去皮切丝；

4. 所有材料与紫菜放入温水中盖上锅盖浸泡一会儿；加芽菜即能享用。

温馨提示：

√ 特别适合作冷天的早餐。

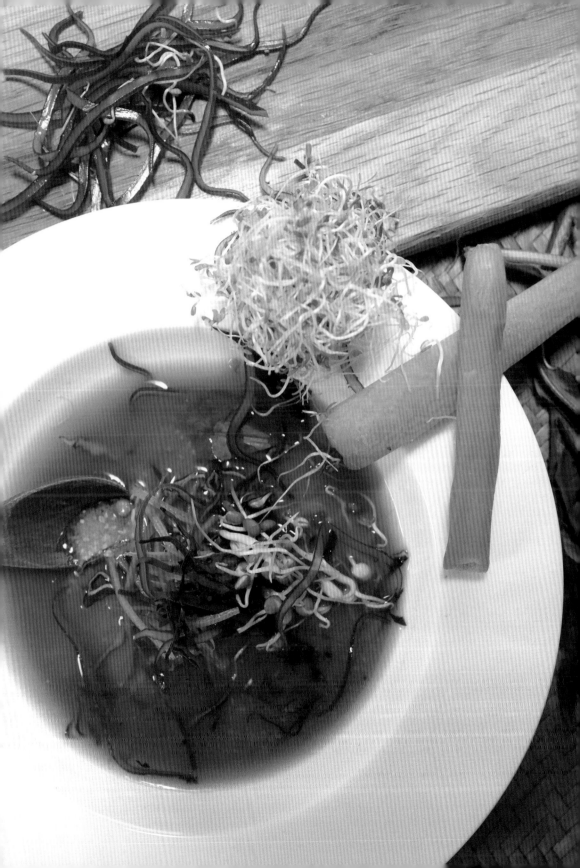

② 海带芽面豉汤

材料:

海带芽、味噌。

做法:

1. 海带芽用温水浸泡半分钟;

2. 加味噌适量,好好搅拌即成。

温馨提示:

√ 这是上一道紫菜汤的超级简化版——只用海带芽泡温水,加味噌就是了。这样非常方便,因为只要用小包或盒盛海带芽、用小瓶或盒盛味噌,可以带着上班或出门旅行随时随地加水饮用。

这是个非常棒的既方便又省钱的健康饮食例子:只要你带两件食物上路:一是味噌,一是海带芽。只要有饮用水,一两分钟即有汤可饮。多放一点海带芽,很容易吃饱肚呢。

√ 也可以把适量的味噌和海带芽放入水瓶中(塑料的也可以、玻璃的最好);想饮时,加水泡半分钟,用力摇匀,就可以享用。不用热水,因为高温会破坏味噌中的酵素。一点温水则影响不大。

√ 可以加枸杞,成为豪华版。

√ 也可以将海带芽、味噌分开,用不同的容器盛载,喝汤时酌量混合。

③ **生命力南瓜汤**

材料：

南瓜、西红柿适量。

调味料：

味噌、亚麻籽油或山茶花油。

做法：

1. 南瓜与西红柿洗净切粒；

2. 放进搅拌机内加水高速液化；

3. 加调味料实时享用。

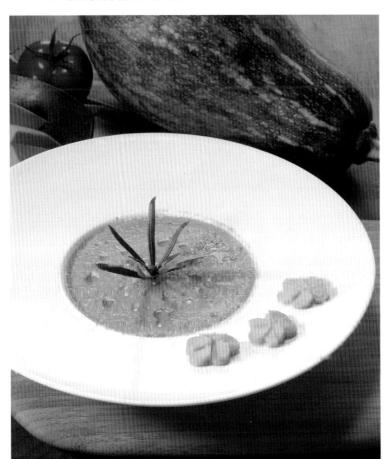

养生

④ **生机姜汤**

材料（4~5 人分量）：

汤料——核桃半杯、嫩姜 1 大块、柠檬汁 1/4 杯、

粗盐半茶匙；

配料——紫甘蓝 1/4 个。

做法：

1. 紫甘蓝切丝；

2. 将汤料全部放入搅拌机搅拌至细滑；

3. 加入配料（不搅拌）在汤面，上桌奉客。

温馨提示：

√ 非常适合天冷时暖身，或体质偏寒者饮用。

√ 核桃多放可以变成浓汤，容易吃饱。

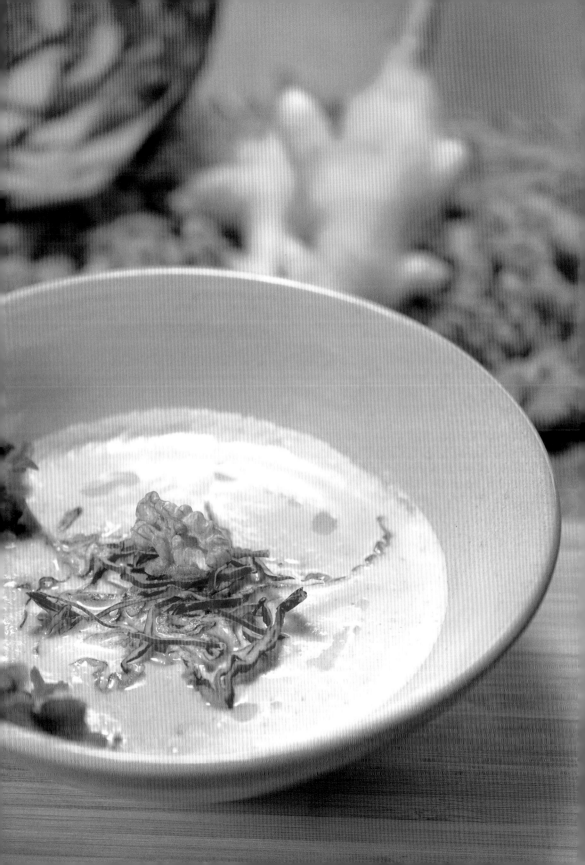

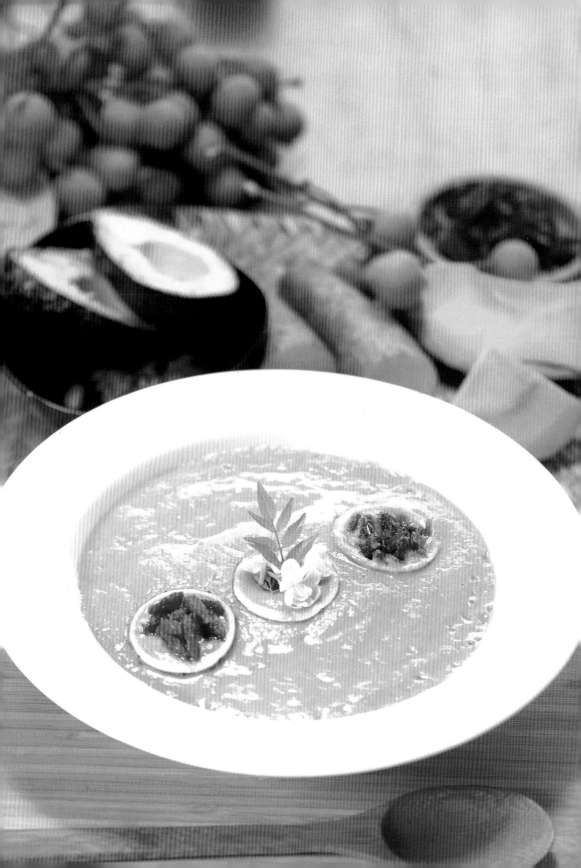

⑤ 深秋大补汤

材料（2人分量）：

鲜山药1杯、南瓜1杯、枸杞1/4杯、桂圆肉1/3杯、

牛油果半个。

调味料：

味噌适量。

做法：

将食材全部放入搅拌机内，搅至细滑为止。

温馨提示：

√ 本汤有宁神功效。晚餐斟量吃，有助于安睡。

⑥ 香草西红柿汤

材料（2人分量）：

西红柿 4 个、红甜椒 1 个、西芹 2 根、新鲜罗勒 3~6 片。

调味料：

新鲜青柠或柠檬汁适量。

做法：

1. 西红柿切小块、红甜椒切小块、西芹切小段；

2. 将食材全部放入搅拌机内（可以留少许食材备用），加入少许过滤水（可直接饮用的生水）搅拌至细滑为止；

3. 上菜时可在汤上面加上西红柿、红甜椒、西芹粒，口感更好！

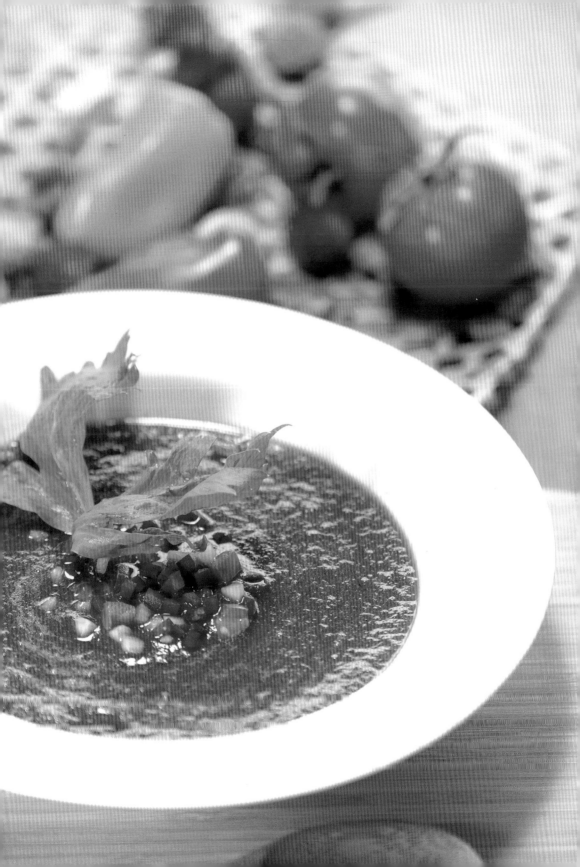

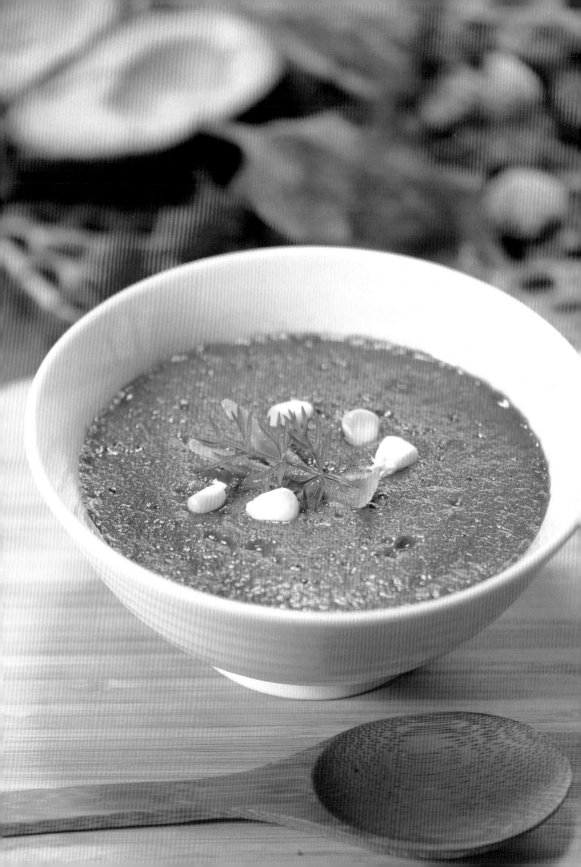

⑦ 排毒青菜汤

材料：

罗马生菜适量、豆苗或油麦菜适量、黄瓜 1 根、西芹 1 根、苹果 1 个（亦可不用）。

做法：

所有材料洗净切小块，用榨汁机榨汁即饮。

温馨提示：

√ 特别适合断食时饮用。断食时宜用过滤水（可直接饮用的生水）稀释。

⑧ 补钙强身菠菜浓汤

材料（2 人分量）：

菠菜（只要叶）200 克、黄甜椒 1 个、牛油果 1 个。

调味料：

味噌（依个人喜好增添）。

做法：

1. 菠菜洗净、黄甜椒洗净切小块、牛油果洗净去皮取肉，

2. 将食材全部放入搅拌机内，加入 1 杯过滤水（可直接饮用的生水）搅拌至细滑即成。

⑨ **滋润补肾太极汤**

材料（4 人分量）：

香蕉 2 根、山药 1 根、花菜半杯、黑芝麻半杯。

调味料：

青柠汁适量、岩盐适量。

做法：

1. 香蕉去皮切块、山药洗净去皮切块、花菜去茎、
   黑芝麻最好先催芽；

2. 把黑芝麻及香蕉放入搅拌机内，加入 1 杯过滤
   水（可直接饮用的生水），搅拌至细滑，备用；

3. 将山药及花菜放入搅拌机内，加入 1 杯过滤水，
   搅拌至细滑，备用；

4. 将两色汤分别倒入碗的左右两边即成。

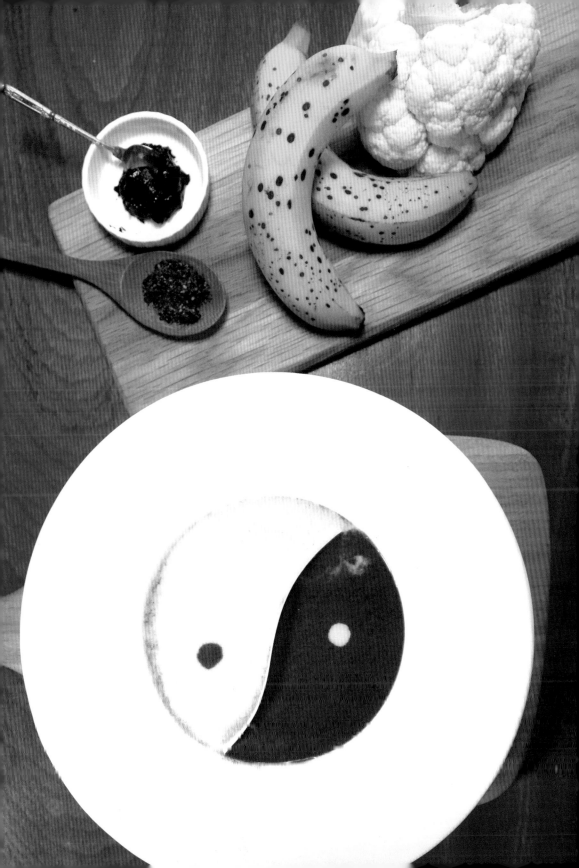

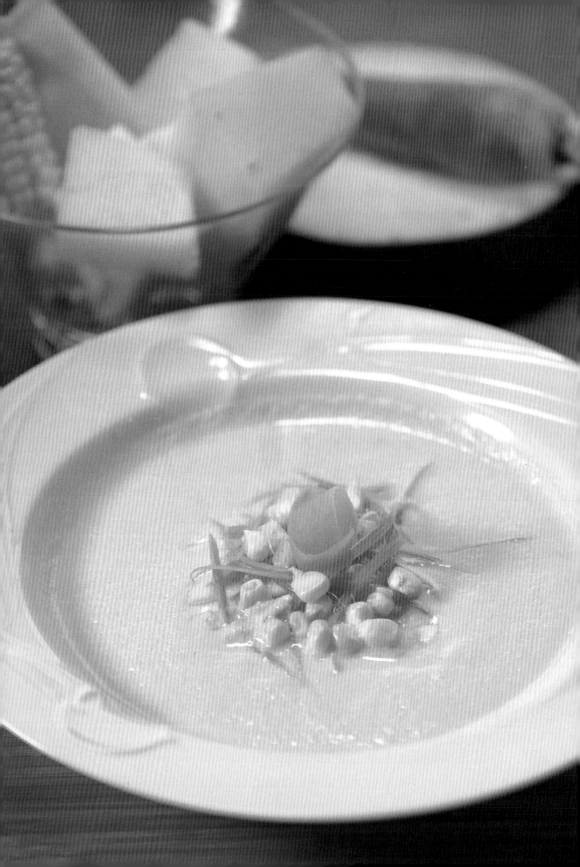

⑩ 冬瓜祛湿汤

材料（2~3 人分量）：

杏仁 100 克、小冬瓜半个、胡萝卜丝适量、玉米

粒适量。

调味料：

味噌。

做法：

1. 杏仁加两倍水，放进高速搅拌机液化，如想

　　口感更细滑，可用豆浆袋隔渣，即成杏仁奶；

2. 冬瓜去皮，放入榨汁机榨汁；

3. 将榨出来的冬瓜汁，混和杏仁奶；亦可不榨

　　汁，直接将冬瓜肉混和杏仁奶放入搅拌机内，

　　搅拌成浓汤；

4. 加入味噌调味；

5. 享用时加入胡萝卜丝和玉米粒，更加美味。

⑪ 俄罗斯罗宋汤

材料（4人分量）：

红菜头（中）1个、胡萝卜1根、西芹2根、橙子（中）3个、核桃1/4杯、卷心菜（切丝）少许。

调味料：

柠檬汁2汤匙，姜少许，月桂叶3片，苹果醋1汤匙，橄榄油、椰子花蜜、岩盐、阿魏粉、洋香菜随意。

做法：

1. 先将红菜头、柠檬汁、姜、月桂叶、阿魏粉加1杯过滤水（可直接饮用的生水），放入搅拌机搅拌至细滑，再倒入一大汤碗作汤底；

2. 将胡萝卜、西芹、橙子、苹果醋、橄榄油、椰子花蜜、岩盐放入搅拌机，加1杯过滤水搅拌30秒，再加核桃以慢速搅拌10秒（核桃碎了即可），倒入上述的汤底；

3. 上菜时可在汤上加入切碎的卷心菜、胡萝卜、西芹、洋香菜，即成。

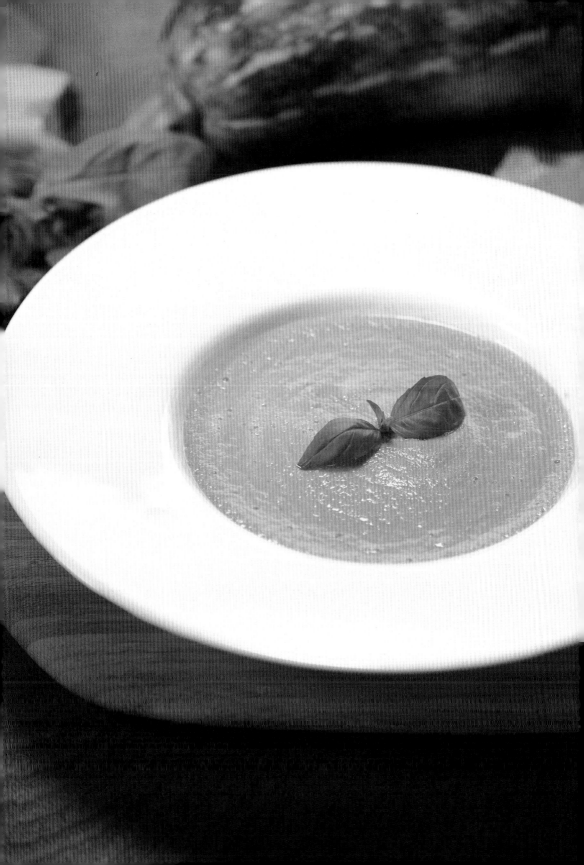

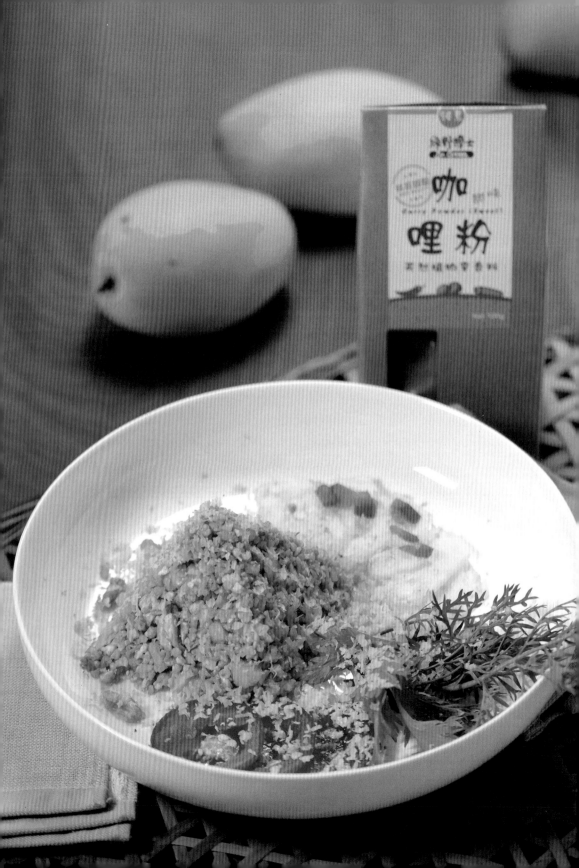

8.4 主食

1 印式咖喱饭

材料（2 人分量）：

芒果 2 个、花菜 1/2~1 杯、腰果少许、葡萄干或枸杞少许。

调味料：

咖喱粉适量。

做法：

1. 芒果取肉切粒、花菜洗净，用食物处理器打成像米饭的碎粒，腰果捣碎；
2. 将所有材料放入大碗或盘内混合，加调味料，即成。

温馨提示：

√ 如何在食生菜式中做出"饭"①？其实要吃米饭，不一定要加热煮熟，食生往往更有滋味、更方便省工夫，变化更多，肯定营养更好、更容易吸收，用餐后特别舒服。只要巧用心思，通过外形的变化和味道的调配，蔬菜也可以变成饭。如我们用花菜或其他食材打成碎，便可以像一粒粒的米饭了！再调味，很多人吃不出是蔬菜做的呢！

√ 这个菜谱是按照印度传统设计的，也可以参照泰国、印度尼西亚、日本等地口味来配搭咖喱饭。

① 稻类（例如米饭）并不是人类的理想食物，从生理结构来看，人类和其他灵长类动物（如猩猩）一样，是果食动物。可参阅《非凡餐桌，一场席卷全球的餐桌革命》（江西科学技术出版社，2018）第十章第一节。

食牛

② 食生版菜饭

材料（1~2 人分量）：

花菜半杯、绿叶菜 1 杯（菠菜、芥蓝、红薯苗、油麦菜、白菜、罗马生菜等）。

调味料：

酱油适量、橄榄油（或牛油果油、山茶花油、腰果油、芝麻油）少许。

做法：

1. 绿叶菜撕成碎片，最好取叶弃茎；

2. 花菜洗净，用食物处理器打成像米饭的碎粒；

3. 将所有材料放入大碗或盘内混合即成。

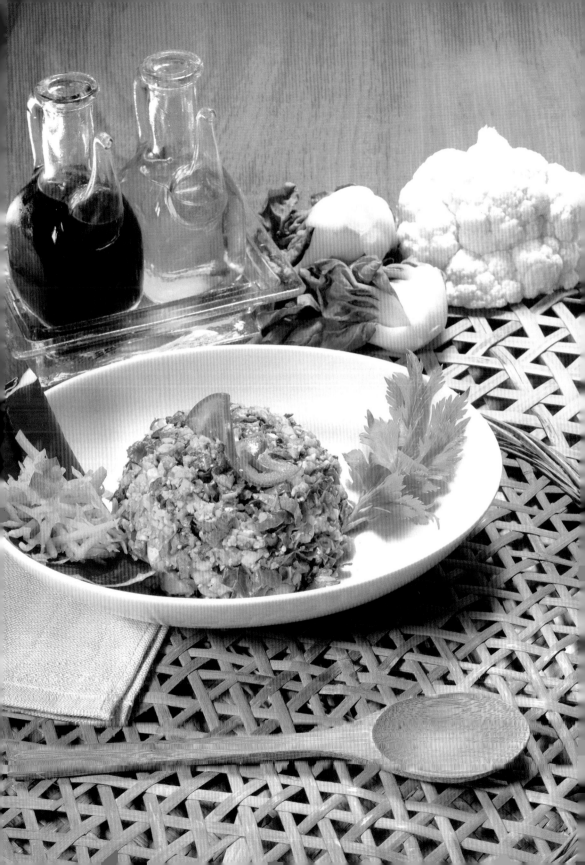

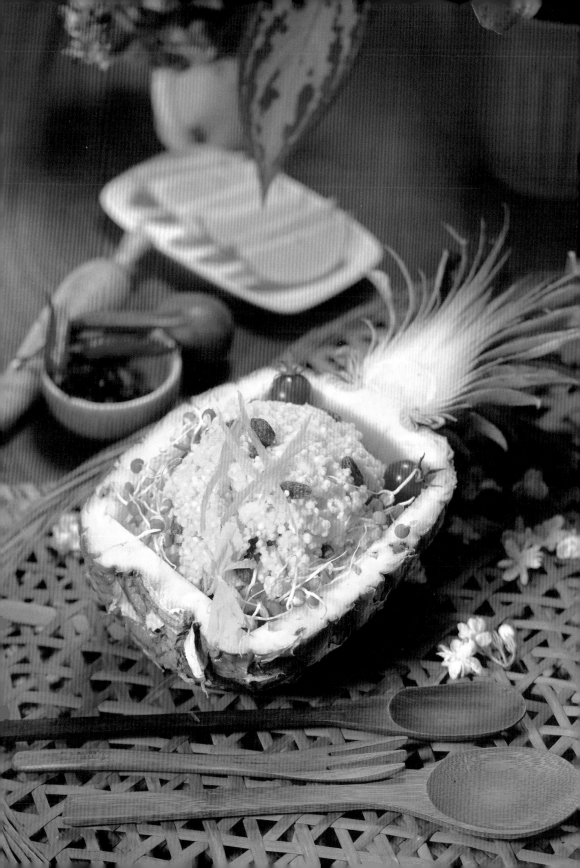

③ **菠萝西米饭**

材料（2~3人分量）：

菠萝1个、西米适量、葡萄干适量、胡萝卜1根。

调味料：

椰子油、姜黄粉、味噌、青柠汁。

做法：

1. 西米预先浸泡2~6小时（视其大小及硬度而定）；

2. 菠萝打横切开，取肉、切细粒，壳留作"船"用；胡萝卜切粒或细丝；

3. 将所有食材拌匀，加入调味料，放入半边菠萝壳内，上桌享用。

④ 荞麦椰子饭

材料（1~2 人分量）：

荞麦半杯、藜麦 1/3 杯（可以不用）、椰青 1 个、

绿豆芽 1/3 杯、生菜叶 10 片、葡萄干 2 匙、枸杞 1 匙、

椰丝少许（可以不用）。

调味料：

酱油少许、椰子油少许、青柠或柠檬汁少许。

做法：

1. 荞麦预先浸泡 30 分钟，用过滤水（可直接饮
   用的生水）冲洗后像一般发芽菜那样培育发芽
   1~2 天；

2. 藜麦预先浸泡 8 小时，用过滤水冲洗后像一般
   发芽菜那样培育发芽 1 天；

3. 椰青肉切粒，生菜撕成碎片；

4. 将所有材料放入大碗或盘内混合调味即成。

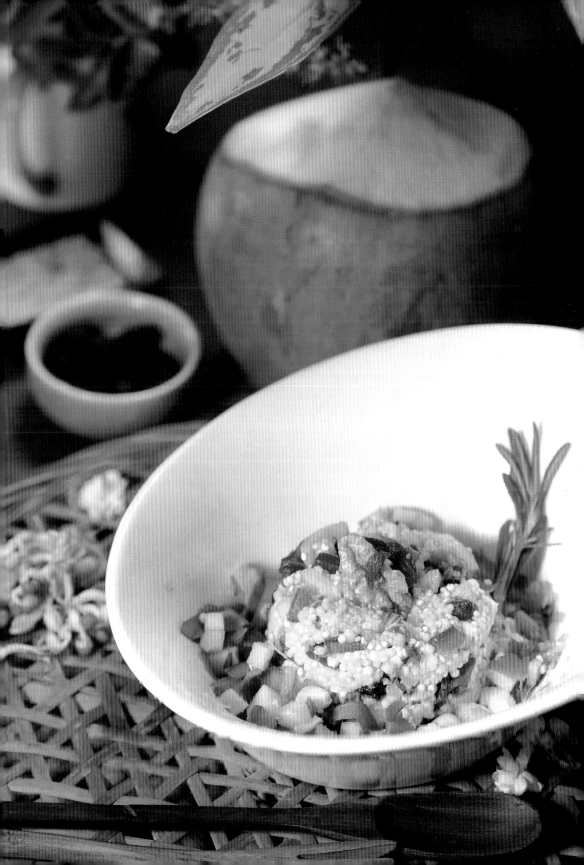

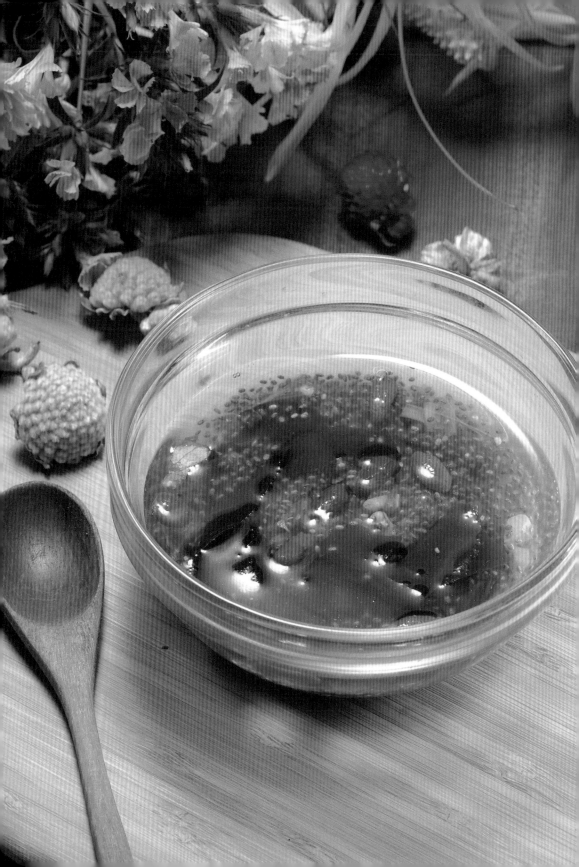

⑤ 奇亚籽粥

材料（1~2 人分量）：

奇亚籽半杯、海带芽 1/3 杯、绿豆芽 1 杯、枸杞或葡萄干 1/4 杯。

调味料：

芝麻油少许、酱油（或味噌）适量。

做法：

1. 奇亚籽加 1 杯过滤水（可直接饮用的生水）用汤匙拌匀，泡至少 1 小时，最好泡 1~2 天过夜催芽；

2. 海带芽用过滤水浸泡 10 分钟；

3. 将海带芽、绿豆芽、枸杞、芝麻油、酱油（或味增）加入奇亚籽拌匀，上桌享用。

温馨提示：

√ 奇亚籽（亦称野鼠尾草籽）原是南美阿兹特克人的古老食品。阿兹特克战士外出战斗和狩猎时完全依靠奇亚籽为生。西南美洲的印第安人在 24 小时的行军中只吃 1 茶匙奇亚籽就能满足生命所需的能量。

√ 近年科学家更发现它具有近乎完美的减肥功效。大部分减肥药都是以化学成分来抑制神经系统以控制食欲。由于奇亚籽是纯天然的种子，不但无不良副作用，而且含有大量有益人体的维生素和矿物质，因此在美国奇亚籽被称为"梦想中的减肥食品"；其他保健作用还包括控制糖尿病、消炎、稳定情绪、延缓老化、舒缓便秘等。

√ 这是一道非常方便而且营养不凡（又适合瘦身）的主食，可以随时随地吃，省去芽出和芝麻油，只要是在办公室长期储好或出门行囊中常备奇亚籽、海带芽、枸杞、酱油（或味噌），就可一举大小愁饥饿，想吃就拿出来加水吃。

⑥ **日式寿司**

材料（1~2 人分量）：

生紫菜 2 片；

寿司饭——花菜 1/4 个、松子半杯；

馅料——生菜适量、小黄瓜 1 根、甜椒半个、熟

牛油果 1 个、芒果 1 个。

酱料：

味噌适量、酱油适量。

做法：

1. 牛油果取肉切片，其余蔬果全部洗净切条；

2. 将花菜和松子放进食物处理器打碎成寿司饭；

3. 把饭放在紫菜上，放入馅料及酱料；

4. 用寿司席卷起，再在边位涂上味噌，切成小

   块即可享用。

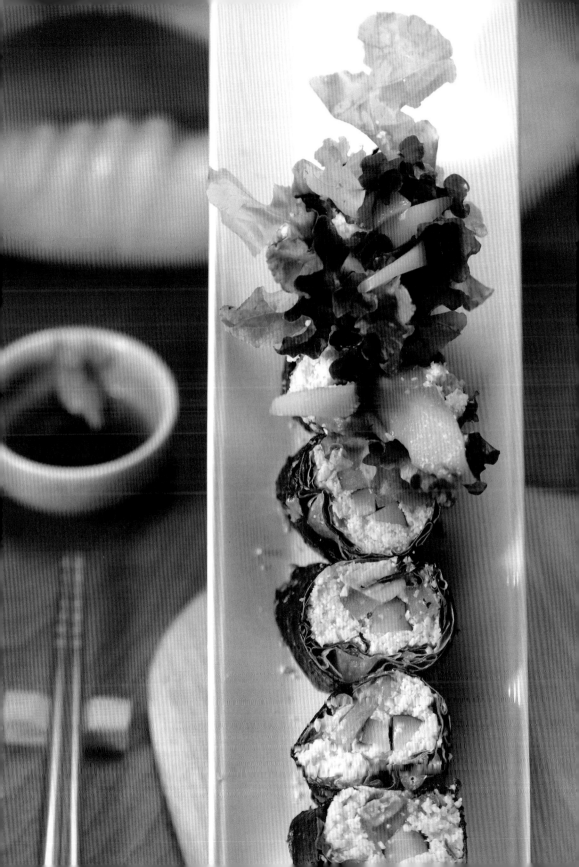

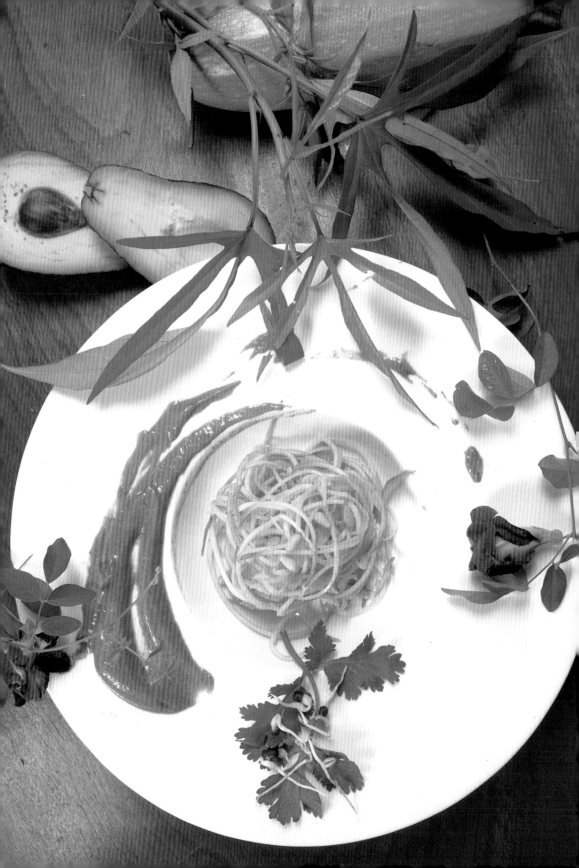

⑦ 香酱意大利面

西葫芦（翠玉瓜）1 个或意大利黄瓜 2 个，佛手瓜或较脆的苹果亦可。

调味料：

西红柿干约 4 块、红甜椒 1 个、牛油果半个、欧芹 1/3 杯、罗勒 3 片、海盐少许。

做法：

1. 红甜椒洗净切小块、牛油果肉切小块；
2. 将材料用旋转切菜机搅成意大利面状，或用蔬果刨刨成宽条意大利面；
3. 将调味料中全部食材放入搅拌机中，高速液化成细滑的浓酱；
4. 吃之前将酱淋在意大利面上拌匀。

温馨提示：

√ 这样做出来的"面条"10 分钟之内会出水，品相口感会变差，最好现做现食。

√ 可以加入少许胡萝卜或白萝卜或苹果切成的"面条"，达到不同的口感效果。

√ 也可以提早半天将材料搅或削出来，放在太阳下或风干机内数小时，略微弄干水分，别有一番风味。

√ 可以用各种蔬果粒作为点缀。

√ 如果仍然嫌酱汁制作费事，可以直接用其他安全健康的杏仁酱、芝麻酱等。

⑧ **麻香蛋面**

材料（1~2 人分量）：

南瓜。

做法：

1. 南瓜去皮去籽；用面条机或刨丝器刨成细面条状；

2. 加调味料（自己喜欢的酱汁），享用。

温馨提示：

√ 可以随心加入其他水果蔬菜，口感、营养更

丰富。

√ 可以采用自己喜欢或厨房中刚好有的酱汁。

√ 在"面条"上撒点芝麻，更添风味。

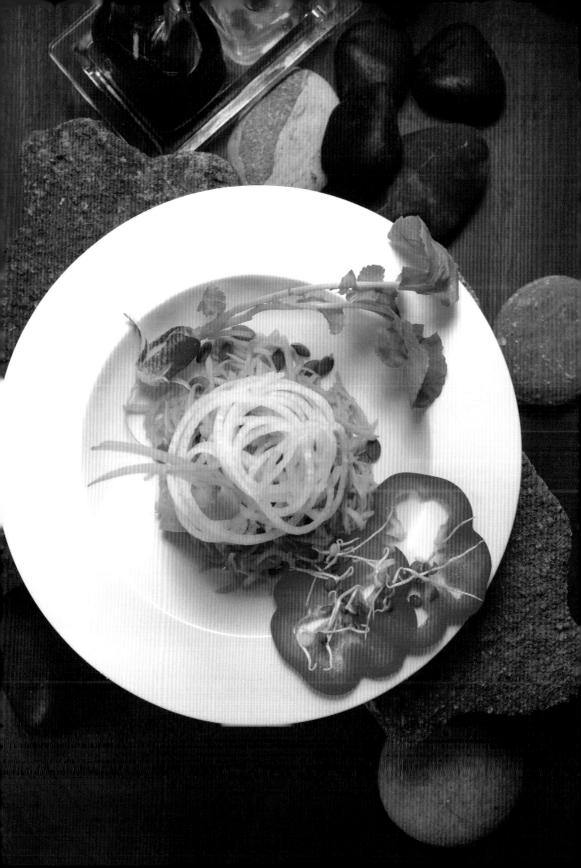

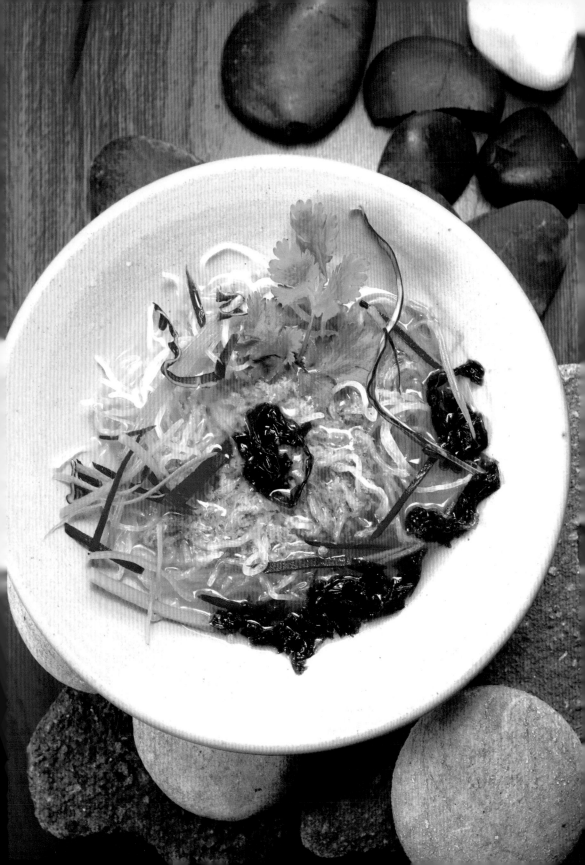

⑨ 人参伊面

材料（1~2 人分量）：

萝卜干丝1杯、海带芽半杯、芽菜半杯、甜菜根少许、芝麻（可以不用）。

调味料：

生芝麻油少许或芝麻酱（不用更健康）。

做法：

1. 萝卜干浸泡5分钟，芽菜、甜菜根洗净切丝；
2. 将所有食材搅拌、调好味后撒上芝麻，享用。

温馨提示：

√ 伊府面简称"伊面"，是一种油炸的鸡蛋面，为中国著名传统面食之一，源于中原开封，后传入广东、福建、苏州等地。

√ 伊府面是将鸡蛋面条先煮熟再油炸，可储存起来，饥饿时下水一煮即可吃，色泽金黄，面条爽滑，汤浓味鲜，还可加不同配料，炒制成不同风味的伊府面。

√ 食生版伊府面是将萝卜或苹果切成的"面条"提早一两天搅或削出来，放在烈日下或风干机内数小时，略微弄干水份，更形似"伊面"。

⑩ 醒胃担担面

材料（1~2 人分量）：

A 级健康版——西葫芦、白萝卜、核桃、欧芹、指天椒（朝天椒）。

A⁻级健康版——西葫芦、花生、生菜、指天椒（朝天椒）或红椒粉。

调味料：

A 级健康版——冷压芝麻油、芝麻酱、椰子醋（或鲜青柠汁）、椰子花蜜、椰子酱油。

A⁻级健康版——苹果醋、龙舌兰蜜、海盐、辣椒油（可以不用）、芝麻油（可以不用）。

做法：

1. 西葫芦及白萝卜用面条机刨成细丝，混在一起（比例约为 3：1，也可加入少量胡萝卜丝），成为"面条"；

2. 核桃或花生用食物处理器研磨成小粒（像碎牛肉那样大小）；

3. 将其他调味料倒入大碗内混和成酱料，比例依口味而定，一边加各种调味料一边试味，直到满意为止；

4. 将混和的酱料倒在"面条"上，轻搅略微混和（无须搅匀），在上面撒上核桃或花生碎、生菜或指天椒（朝天椒）碎，即可上桌享用。

温馨提示：

√ 担担面相传为 1841 年一个绰号叫作陈包包的小贩创制；因为早期是用扁担挑在肩上沿街叫卖，所以叫作担担面。

√ 正宗的担担面口味油香麻辣，不过我们可以把这种可口的传统美食做得健康有益一点，甚至做全素食生版：无肉、无熟油、无小麦、无葱、无姜，全部食材采用对身体友善得多的另类选择。

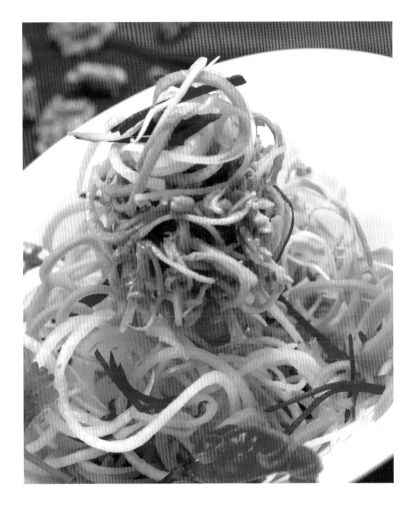

√ 通常不同食客对辣度要求各不相同，所以最好先做小辣，然后倒出一部分加指天椒（朝天椒）碎或红椒粉成为中辣，再用小碟另上指天椒（朝天椒）碎或红椒粉让个别食客自己添加成为大辣。

√ 想做劲辣版，只需将指天椒（朝天椒）的籽保留，与肉一起磨碎即成特辣的调味料。

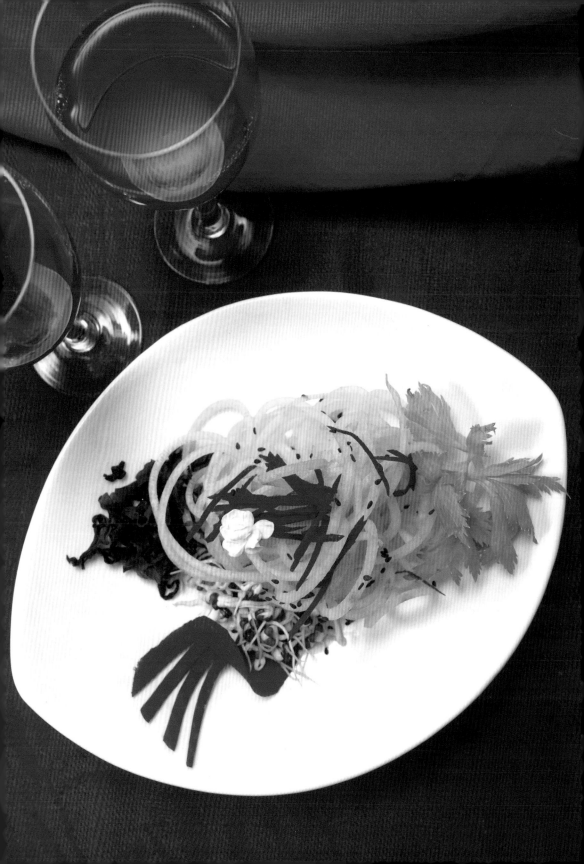

⑪ 排毒宽条面

材料（2~3 人分量）：

海带、芽菜或其他蔬果随意（切丝）、芝麻少许。

调味料：

芝麻油、味噌适量。

做法：

1. 海带先泡发，切成理想长度、宽度；

2. 加入其余材料拌匀；

3. 加入调味料调好味后享用。

食
牛

⑫ **香蕉绿蔬果昔**

材料（2 人分量）：

香蕉 3~6 根、新鲜青柠汁少许、菠菜叶 2 杯或以上。

做法：

1. 菠菜洗净，选出绿叶（不要茎根）；
2. 全部材料放入搅拌机内，可加过滤水（可直接饮用的生水）1~2 杯，高速液化，即可享用。

温馨提示：

√ 食生第一步，往往是从多喝绿蔬果昔开始的，蔬果昔即以绿叶菜为主，辅以其他植物食材，不经加热，只是用搅拌机加清水液化而成的浓液。通常只用三五种食材混合制造出来。

√ 绿蔬果昔是各种食法之中最能令我们身体轻易（不费劲、不劳累）吸收最原本状态的食物营养的方法。这是因为一方面它经过了搅拌（尤其是高效能的搅拌机），食材被打碎成为极微细的颗粒，甚至植物的细胞壁也被穿破，所以相对于吃沙拉，绿蔬果昔更容易被身体吸收；另一方面，相对于榨汁，绿蔬果昔提供更多叶绿素，又保存更多膳食纤维，所以营养成分更佳。

▷ **这样喝有不少好处：**

* 减轻消化系统负担——将食物变成流质、充分混和，高速搅拌打破了蔬果大部分的细胞壁，大大减轻消化系统的负担，身体得以腾出精力来修复各受损的器官，加速康复。

* 轻易将大量养分送进体内——可以在一餐之内吸收许多养分。

* 增加进食的食物种类——味道不好的食材混和容易入口的食材一起打昔就变得容易接受，不知不觉就能多吃以往不会吃或不愿吃的蔬

果，对健康大大有利。

* 补水——可吸收更多水分。

* 实时活力充沛——肠胃能马上吸收使用，喝后身心满足却不觉困倦呆滞。

* 提升正面情绪——许多水果能刺激大脑分泌快乐激素，加上身体得到最合适的"燃料"与"补剂"，大感舒服轻松，减少抑郁苦闷。

* 皮肤恢复青春亮丽——蔬果昔为身体注入大量宝贵营养，肠道生态因而大大改善，令身体回归到天然的状态运作，皱纹斑点皮肤病态逐渐消失。

* 恢复窈窕身材——蔬果昔令身体直接吸收食物的能量，无需储存不必要的脂肪，同时排出体内积聚的垃圾，身材便得以恢复。

* 有助于各种疾病好转——只要养成习惯持之以恒，长期正确地饮用，奇迹随时出现。

* 老少咸宜——所有人都容易接受蔬果昔，小朋友大多数第一次接触便会爱上，长者也能轻松吸收蔬果昔中的营养，可减轻消化系统劳累，衰老过程得以减慢，长葆青春。

* 省时方便——下厨步骤简单快捷，省下许多时间精力。

* 味觉享受——许多蔬果昔非常美味，尤其是习惯了作为解渴饮品甚至主食后，给生命的满足感特别大。

▷ 这样吃：

* 鲜制即喝，最好慢慢小口小口呷，混和津液开开心心吞咽。每天不妨喝几次，每次一两杯。

* 如果整天要四处跑，例如上班外勤，亦可以早上在家里炮制，用水壶或暖壶装好，随身频频饮用。

* 夏天可以将预制的蔬果昔放入冰箱冷藏保鲜，但切勿放入冰箱冷冻。

▷ **选食材要注意：**

* 选有机—— 如果可能，尽量用有机的蔬果。

* 选新鲜的、时令的、本地的—— 即采即制最为理想。

* 叶菜轮替—— 绿叶含有的植物碱，是天然的化学物质，有轻微毒性，多吃会肠胃不适，大量吃可能中毒。不过每种植物含有的植物碱都不同，所以最好星期一吃苋菜、星期二吃菠菜、星期三吃芥蓝、星期四吃生菜、星期五吃油麦菜、星期六吃红薯苗……

* 考虑体质和病情——详见 7.2。

* 听取身体回应——留意每次喝下去的感觉是好棒还是不适，顺应胃口，也就是说如果感觉好还想多喝就多多饮用，喝得不开心感到抗拒就想办法更改食材，喝后不舒服就考虑停止、改变做法。

▷ **绿蔬果昔的材料：** 基本上是选你爱吃的绿叶菜和你爱吃的水果各 1 种，分量大致相等（最好开始做时，用 60% 水果、40% 绿叶菜；后来改为各 50%，等到习惯了口味之后，长期以 60% 绿叶菜 +40% 水果为标准），加清水搅拌而成；亦可考虑加一些水果干果来调味。以下举例：

* 菠菜 + 芒果 + 水

* 苋菜 + 菠萝 / 番石榴 + 水

* 白菜 / 上海白菜 + 香蕉 + 水

* 萝卜叶 / 甜菜根叶 + 苹果 / 雪梨 + 水

* 生菜 + 西瓜 + 芽苗 + 水

* 芥蓝嫩叶 / 艾草 + 木瓜 / 番石榴 + 水

* 芥菜嫩叶 + 无花果 + 青柠 + 水

* 菠菜 + 牛油果 + 橙子 / 桃 / 榴莲 / 菠萝蜜 / 葡萄 + 水

* 西兰花 + 椰肉 + 椰青水

* 嫩红薯叶 / 野菜 / 野草 + 薄荷叶 / 罗勒 / 松针 + 荔枝 / 桂圆 + 水

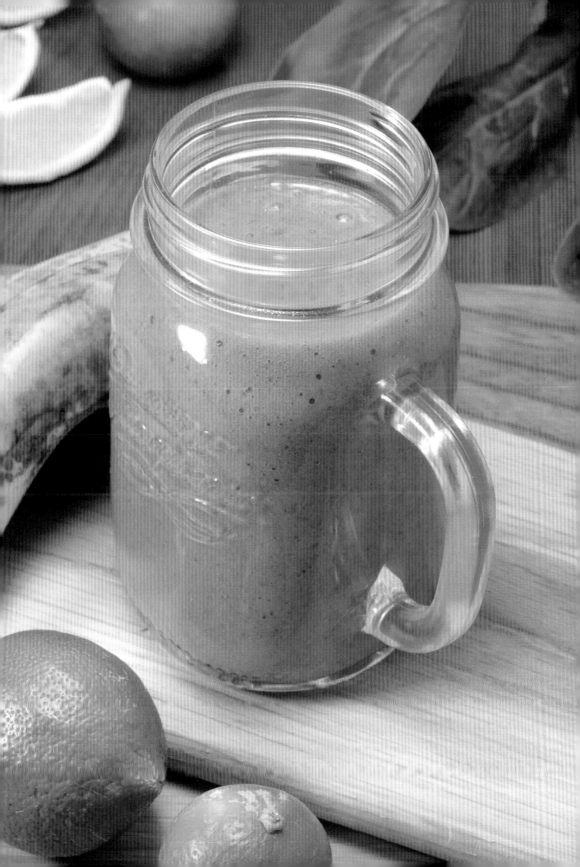

⑬ **红蔬果昔**

材料（4 人分量）：

红火龙果 1 个（如没有，可用白火龙果）、中型苹果 2 个、青柠 1 个、甜菜根叶（或其他叶菜）适量。

做法：

1. 红火龙果洗净（若非有机食材可削去一层外皮，留红色内皮），苹果洗净去核，青柠洗净;

2. 甜菜根叶洗净，去茎取叶备用;

3. 将做法 1、2 的食材全部放进搅拌机打至细滑即可。

温馨提示：

√ 因火龙果水分较多，通常不用另外加水。

⑭ 云南酸辣面

材料（4人分量）：

面——西葫芦 2 条、胡萝卜 1/4 根；

汤底——珊瑚藻（浸泡后）50 克、过滤水（可直接饮用的生水）4 杯、辣椒 1 个、鹰嘴豆味噌 4 汤匙、黑豆酱油 3 汤匙、芝麻酱 2 汤匙、苹果醋 2 汤匙、八角 1 粒、白胡椒粉 1 茶匙；

配菜——香芹粒少许、酸菜少许、芽菜少许、豆苗少许、香菜少许、酸菜少许、杏仁粒（催芽及风干）少许。

做法：

1. 将西葫芦和胡萝卜用蔬菜面条机（用细刀片）搅成细面；

2. 将汤底材料放入搅拌机拌匀成汤底；

3. 上桌前将面放入汤底，加上配菜，即可享用。

温馨提示：

√ 将西葫芦刨丝后加少许橄榄油和盐腌渍 10 分钟，沥干水分，口感更酷似面条。

8.5 小菜

① 食生版手炒菜

材料:

青菜（如芥蓝、豆苗、白菜、红薯叶、油麦菜、生菜）。

调味料:

橄榄油、盐。

做法:

1. 青菜洗净后沥干，茎切段（或不用）；

2. 加入少许盐，用手搅拌（像按摩一样）3~5分钟；

3. 加入橄榄油及盐，拌匀即成。

温馨提示:

√ 似乎中国人一般对于吃沙拉相当抗拒，总觉得不太合口味，而且青菜总是好像应该炒过才可以入口。所以大家都不相信其实青菜都完全可以生食，只是口味需要适应。用手搅拌把它"炒熟"是个好办法——不用火，不会升温破坏营养。只是运好你双手的温暖能量。最浪漫、简便、环保的青菜食法，又是并非沙拉的沙拉！

√ 如果做法2中盐过量，味道太咸，可以将"炒"好的菜（在加油及调味品之前）用水清洗、沥干。

√ 增加能量好办法——一边按摩一边自己做静心，或者默念一些正能量的话语，例如"我爱你，感谢你"。

√ 放入风干机风干或阳光下放约1小时，更美味！

√ 可以加点红黄甜椒、胡萝卜等增添颜色及味道。可以加点红指天椒（朝天椒）、姜末、醋、椰子花糖等增添味道；若不够咸，可以加豉油。可以添加芝麻油令整道菜更香，也可以用熟牛油果代替食用油。

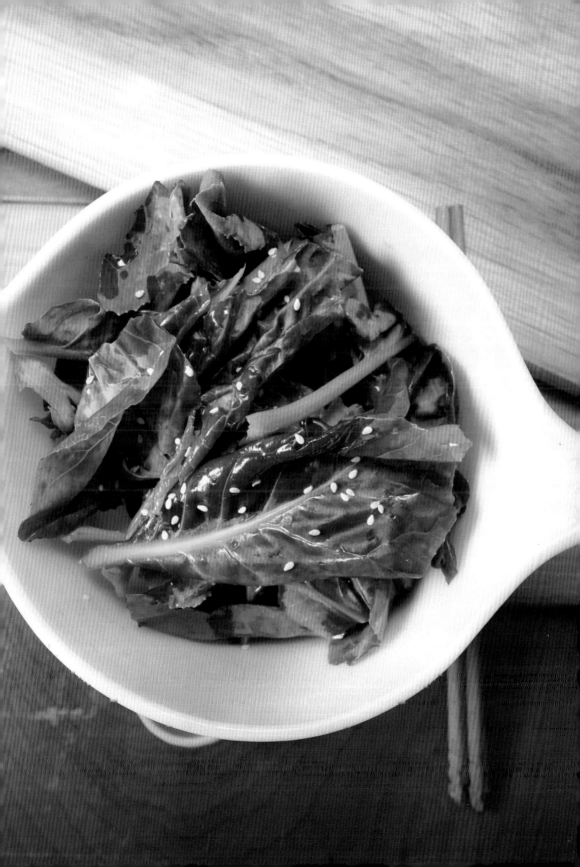

② **双芽碟**

绿豆芽、海带芽。

做法：

1. 海带芽用少量清水泡软；
2. 混和绿豆芽一起吃。

③ **紫甘蓝泡菜**

材料（1~2 人分量）：

紫甘蓝 1 个。

调味料：

椰子花蜜（可选）、岩盐（可选）。

做法：

1. 将紫甘蓝最外层的一大块菜叶剥开留下备用；
2. 用搅拌机将半个紫甘蓝加入半杯过滤水（可直接饮用的生水）搅拌液化；
3. 将另一半的紫甘蓝切丝；
4. 将紫甘蓝丝及紫甘蓝液放入刚消毒过的玻璃瓶里，把紫甘蓝丝尽量向下压，压掉里面的气泡，紫甘蓝水需要浸过紫甘蓝丝，如果不够可加些过滤水；
5. 将之前留下来的一大块紫甘蓝盖在上面，不要让水浸过它，盖好玻璃瓶；
6. 将玻璃瓶放在阴凉的地方发酵 3~7 天即成（视温度及其他因素比如想要的口味而定）——发酵至有酸味，即可放入冰箱保存。

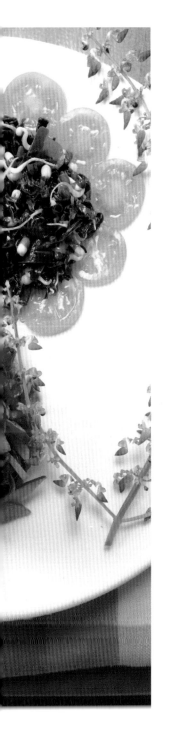

温馨提示:

√ 本菜中如发现有颜色的霉菌就是被细菌感染了，不宜食用。

√ 可以拌沙拉享用，或可加少许椰子花蜜更可口。

√ 发酵与腐坏只有一线之隔，区别在于发酵过程中，是哪些菌种取得优势，所以做发酵食品必须严格遵从基本卫生规则，以免食物中毒。

√ 在各国文化中发酵食品已有数百至上千年的历史，例如日本的面豉、韩国的泡菜、中国的腐乳和酱油、欧洲的酸菜和奶酪等。发酵食物的好处包括:

△ 提高营养价值，增加身体的吸收效率。

△ 微生物在发酵过程中产生维生素、氨基酸或 B 族维生素等人体不可或缺的营养素。

△ 有助食物"预消化"，改善代谢功能。

△ 调整肠道环境，增强人体免疫力。

△ 帮助控制血压、平衡血糖和消除疲劳。

△ 富有大量氨基酸及矿物质，可以让血液保持弱碱性、强化微血管，并且保持血管壁的弹性，有助于预防心血管疾病。

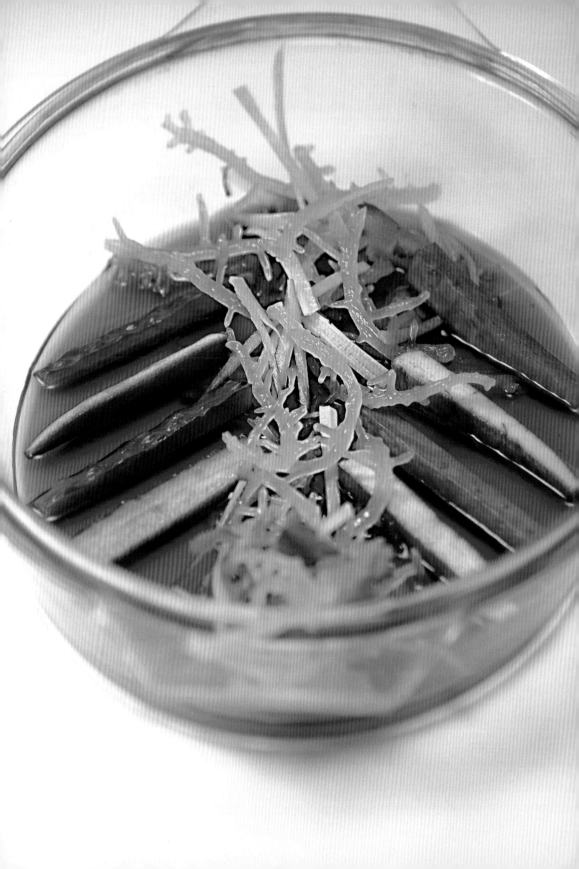

④ **日式渍物泡菜**

材料:

牛蒡（或白萝卜、黄瓜、其他蔬菜）适量。

酱料:

味噌、柚子汁或柠檬汁、辣椒。

做法:

1. 将牛蒡（或白萝卜、黄瓜等）洗净去皮切段，用少许盐腌渍片刻（使其出水），备用；

2. 将酱料混和，备用；

3. 将牛蒡析出多余的水分后，抹上调好的酱料，放在常温处发酵一天，再放入冰箱冷藏起来使其入味。

⑤ **醋腌三蔬**

材料（2人分量）:

白萝卜1小根、胡萝卜1小根、黄瓜1小根。

酱料:

生椰子醋、生椰子花蜜。

做法:

1. 将白萝卜、胡萝卜、黄瓜切成手指大小条状，装在玻璃瓶或盒内，加入生椰子醋及过滤水（可直接饮用的生水）（1:1），浸泡着腌1天（若改用白萝卜则浸2天、胡萝卜为1天、黄瓜为3小时）；

2. 上碟加椰子花蜜拌匀腌1小时。

⑥ **凉拌珊瑚草**

材料（2人分量）：

干珊瑚草 20 克、黄瓜 60 克、胡萝卜 60 克、香菜（或生菜丝）适量。

酱料：

芝麻油 1 汤匙、鲜榨柠檬汁（或醋）半汤匙、味噌适量。

做法：

将全部材料和酱料混合搅拌均匀即可。

温馨提示：

√ 珊瑚草浸水至软（需 6~30 小时，视情况而定）。

√ 珊瑚草浸软后用调味料浸泡约 1 天，然后加入胡萝卜再浸泡半天，最后加入黄瓜再浸泡 1~2 小时，过程即告完成。

√ 把材料取出，冷藏于冰箱内待享用。

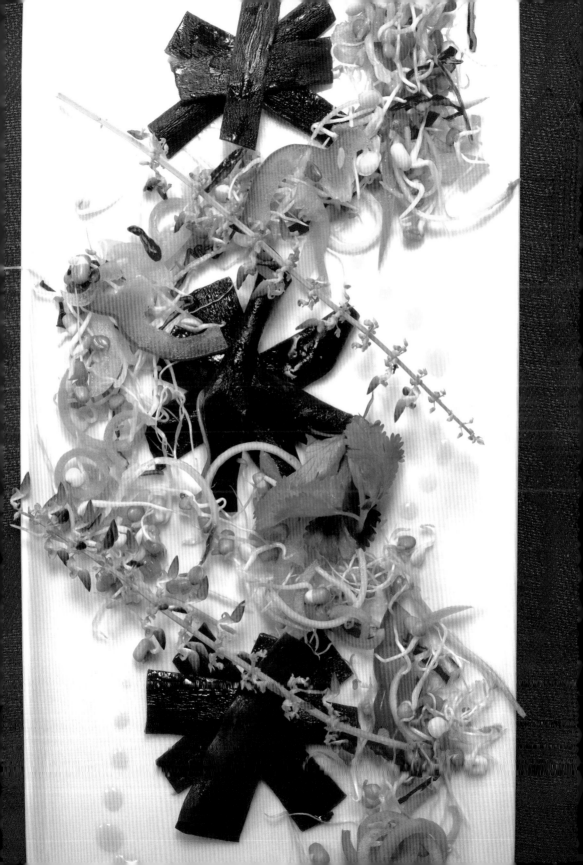

⑦　食生版薯茸

材料（6人分量）：

牛油果（大）2个、花菜半个或芥蓝苗叶200克。

调味料：

柠檬汁半杯、盐2茶匙（可另加其他香料）。

做法：

将材料和调味料全部放入搅拌机高速液化即成。

⑧　食生版黄油

材料：

松子半杯。

调味料：

柠檬汁（2个柠檬的分量）、橄榄油2茶匙、水1/4杯、盐1茶匙。

做法：

1. 将所有材料及调味料放入搅拌机内高速液化；

2. 如太黏稠，加水；

3. 打成细滑的酱汁后，放入冰箱冷冻至所要求的硬度即成。

温馨提示：

√ 适合代替黄油用来涂面包、饼干等（食生版或熟食版）。

⑨ 田园手卷

材料（4 人分量）：

罗马生菜 1 棵、火箭菜半杯、牛油果 1 个、甜菜根 1/3 个、
胡萝卜半个、生寿司紫菜 4 块。

酱料：

随心选各种自制或现成的酱料，也可以不用（更健康）。

做法：

1. 将所有菜洗净，胡萝卜、甜菜根刨成长丝，牛油果取肉
   切条；

2. 紫菜折成冰激凌筒状，包起做法 1 中的食材，即可食用。

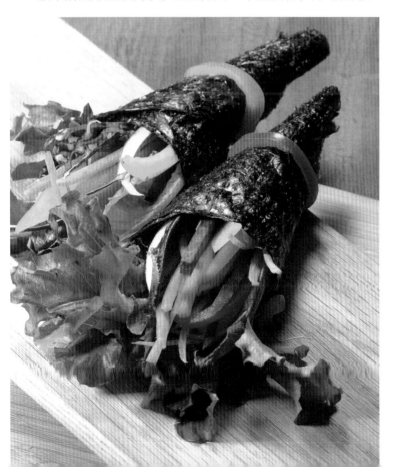

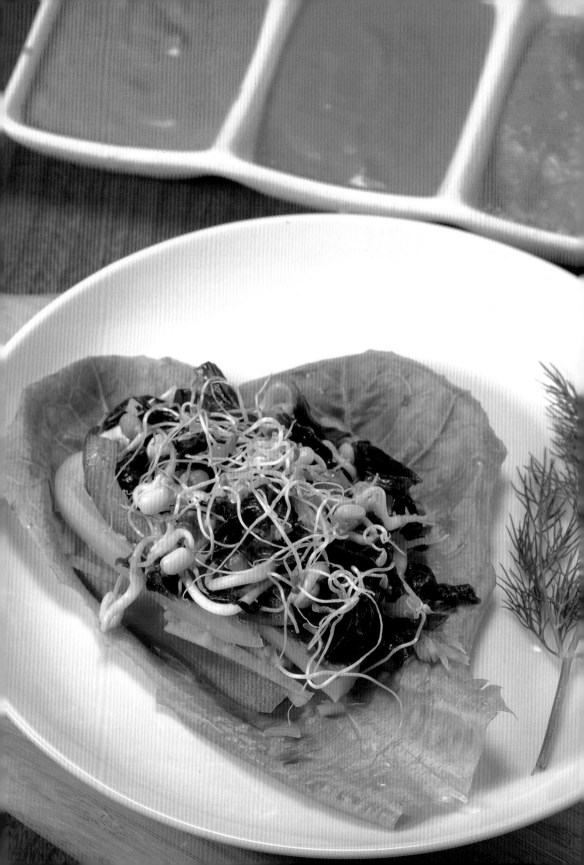

⑩ 活力生财包

材料（2~3 人分量）：

生菜、芥蓝苗或菠菜苗、西芹、发芽杏仁（或发芽核桃或胡萝卜）、芽菜、紫菜各适量。

酱料：

以下各款都是将列出的成分放入搅拌机高速液化而成，依个人喜好选一两样也可。

△ 千岛酱——甜菜根、无花果、任何一种坚果。

△ 南瓜酱——南瓜、盐（可加芝麻酱或芝麻油）。

△ 香草酱——香草（可用预先包装的干综合香草）、催芽松子、橄榄油、盐、柠檬汁。

做法：

1. 将除生菜外的材料全部洗净切碎；

2. 将切碎的材料用生菜包起来；

3. 淋上其中一款酱料，即可享用。

⑪ 咖喱鱿鱼串烧

材料（4人分量）：

鱿鱼串烧——干珊瑚藻 100 克、红黄青椒块、圣女果、菠萝块（后三者可选）；

咖喱酱——腰果半杯、水 1/4 杯、黑豆酱油、博士咖喱粉、椰子花蜜（可以不加）、芝麻油少许。

做法：

1. 将珊瑚藻洗干净，浸泡至少 12 小时至软；

2. 用芝麻油、黑豆酱油腌珊瑚藻、红黄青椒块、圣女果、菠萝块，串成串烧；

3. 将咖喱酱材料放入料理（搅拌）机打匀；

4. 将咖喱酱淋在串烧上，即可享用。

※ 编辑提示：作者主张每一道菜的食材都可以灵活选用和搭配，可有无限创意。例如下一页的图片即是本菜的另一种做法，你能看出不同吗？

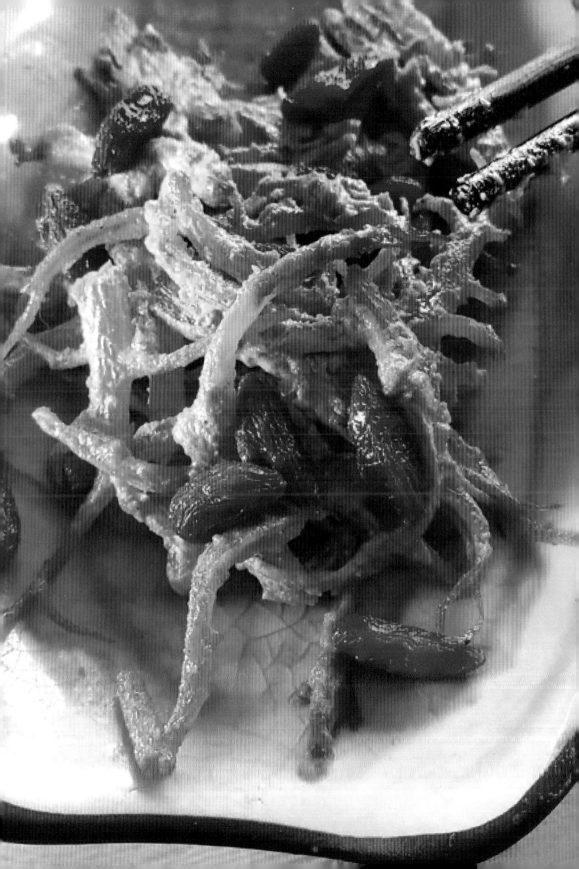

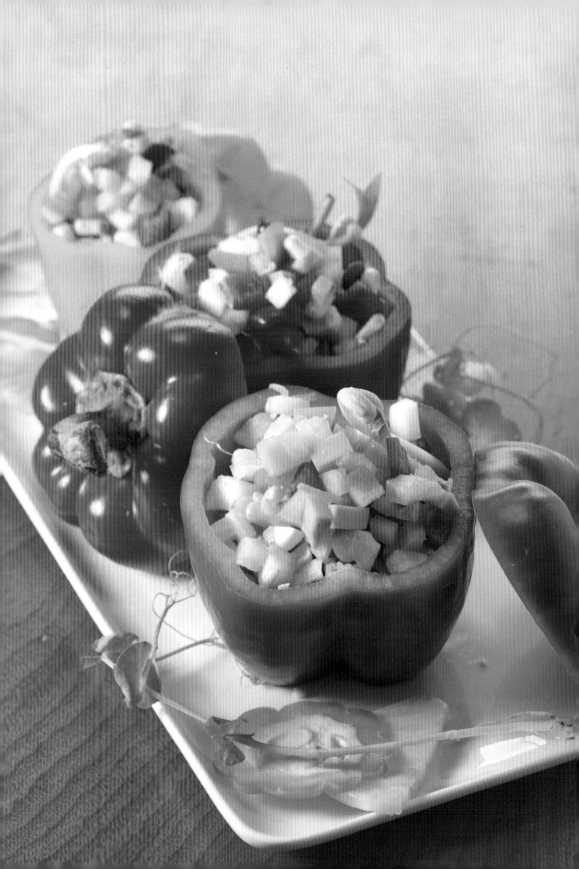

⑫ 欢乐甜椒杯

材料（3 人分量）：

杯——红、黄、绿甜椒各 1 个；

馅料——松子或核桃或其他坚果 1~2 杯、蔬果 2~5 种（最好用不同颜色不同口感的，如西芹、牛油果、梨、圣女果、胡萝卜、紫甘蓝、芒果、葡萄干、枸杞等）各少许。

酱料：

选用本书 8.1 中的 1~3 种酱汁，或现成的杏仁酱、芝麻酱等。

做法：

1. 甜椒洗净，在上方近蒂处约 1/3 位置横切开；

2. 将馅料的蔬果洗净切小粒；

3. 坚果用食物处理器或搅拌机略微打碎，若是松子则可用全粒；

4. 把馅料全部放入那 3 个大半个的甜椒内至满；

5. 淋上酱汁，用切出来的小半个甜椒作盖，对准位置盖上，奉客。

温馨提示：

√ 这个菜每人分量不少，可以吃得相当饱，所以宜选较小的甜椒，除非作为主食。

√ 如当作主食，可以把做好的"饭"加进去。

⑬ **食生版饺子**

材料（12 粒）：

饺子皮——白萝卜；

馅料——腰果 1/4 杯、菠菜丝少许、杂菜（任意蔬菜切碎）

少许、香菜少许、芝麻酱半汤匙、酱油半汤匙、麻油 1 茶匙。

做法：

1. 白萝卜切薄片，用盐出水，再放入风干机 1~2 小时半风干；

2. 可用蔬果汁染成不同颜色；

3. 将馅料全放进食物处理器打成蓉（泥）；

4. 包成饺子即成。

※ 增加饺子皮黏度方法：蘸水；利用馅料中的水分；在馅料中加入适
　 量亚麻籽，可增加馅料中水分的黏度。

⑭ **食生版赛螃蟹**

材料：

椰青肉 2 杯、珊瑚藻 1/4 杯、姜末少许。

调味料：

黑醋 3~4 汤匙、岩盐 2~3 茶匙、白胡椒粉少许、椰子花蜜

少许（可以不加）。

做法：

1. 将珊瑚藻放入搅拌机高速液化成酱；

2. 将椰青肉、姜末和调味料放入食物处理器搅碎；

3. 拌入珊瑚藻酱，即可享用。

4. 可以按传统习惯用西兰花饰盘。

① 各种风干干果

材料：

按时令选取香蕉、苹果、雪梨、橙子、芒果、菠萝、柿子、西红柿、杨桃、猕猴桃、木瓜、火龙果、茄子、苦瓜、鲜山药、莲藕、红薯叶等。

做法：

1. 将材料洗净，非有机的去皮，切薄片，红薯叶则择成一片片的；
2. 放进风干机以 41℃ 吹干，享用。

温馨提示：

√ 风干，即把食物的水分减少，可以保存较长时间。传统办法是放到太阳下晒干或者天然风干，既天然又环保，只需将食材平放到器皿例如盘、箕上，拿到户外晒干风干便可。但要随时留意下雨、起雾，潮湿天气亦不宜，否则食材发霉，前功尽弃。（若晒干至一半时天气转坏，可用风干机继续吹干。）

√ 我们现今的居住环境一般不许可，例如空间不足、空气污染、虫蚁干扰等，因此用电动低温风干机来代替也是个不错的主意，这样可以全天候在室内制作。这种风干机是运用高温的气流抽出食材水分，就像一个电烤炉，只是里面不是开动发热线而是装上吹头发用的电吹风。食生一族要求处理食材不高过41℃的温度，低温风干机可以将温度调校至41℃甚至更低。注意晒干或风干愈彻底，则成品湿度愈低，愈可久存不变，不过味道未必最理想。原因是每种食品最理想的干度都不同，由25%干到100%干不等，要用心、有耐性地掌握个中艺术，多用不同蔬果、各式组合，甚至配合搅拌机做实验，自有佳绩。

√ 生晒风干食材有以下好处：

* 可把保存期延长，方便储藏。

* 方便携带，可放在手袋、公文包里或存放于办公室、客厅，随时可以自奉或与人共享。

* 令食材更美味吸引，一方面因为其中的成分（尤其是糖分）更浓缩，例如本来不肯吃杨桃、猕猴桃的人，却乐于吃杨桃干、猕猴桃干；另一方面，亦可以在风干过程中使用各式各样的手法混和食材，炮制出千变万化的菜式，包括薄脆、干果、"蛋糕""热香饼""面包"等，令食物卖相更吸引人，因为风干了的水果蔬菜看起来漂亮别致，本来不会吃的人也乐于享用。

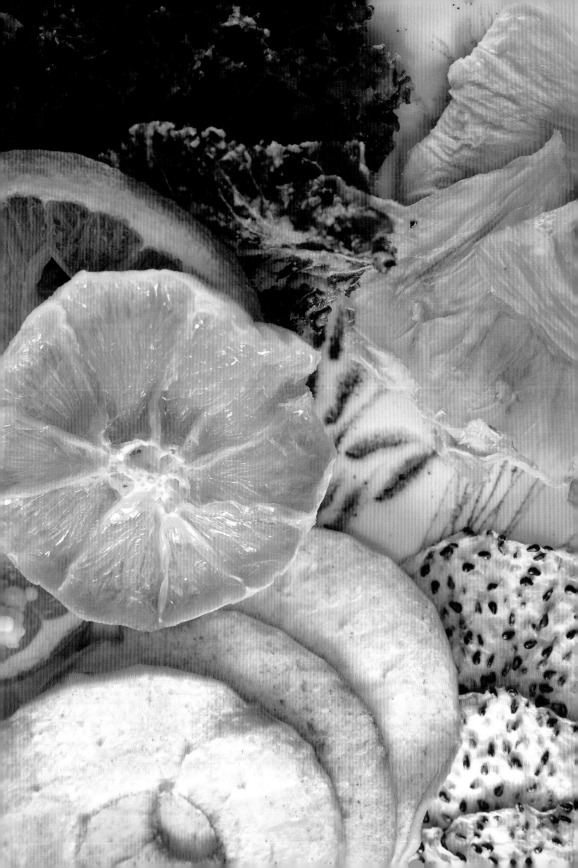

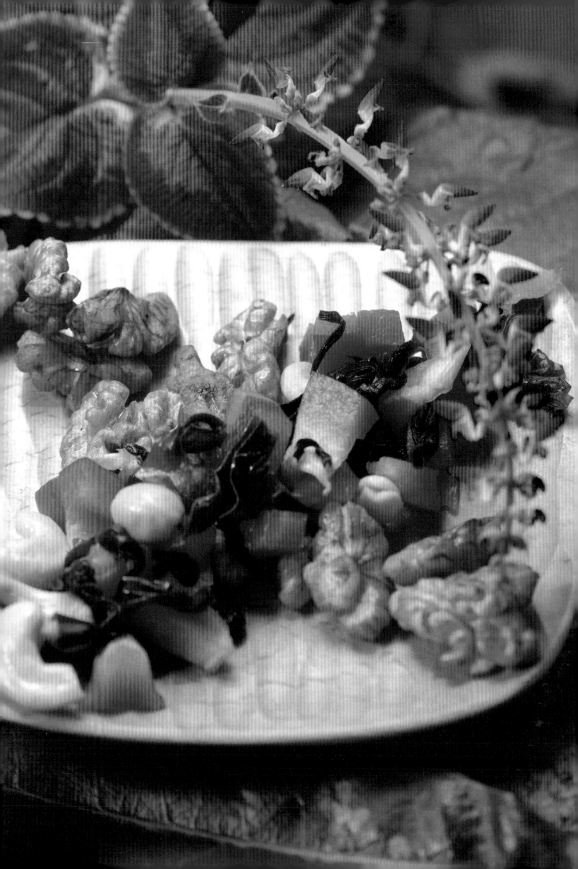

② 三色三味派对小食

材料：

海带芽、枸杞 / 葡萄干、腰果 / 核桃 / 榛子 / 松子各适量。

做法：

1. 海带芽和枸杞用少许水浸泡 1 分钟，沥干水分；
2. 混和腰果用小碗或盘碟奉客。

温馨提示：

√ 这是个非常方便的小食创意，既简易又健康、悦目（例如用枸杞），所有材料都可以长期储藏在家中厨房或办公室，或上路时在旅程中享用。也适合作为减压的便餐。

√ 如将坚果先催芽风干加味，吸引力更大增（坚果催芽风干方法见下一道菜中的介绍）。

③ 脆香草核桃

材料：

生核桃。

调味料：

味噌随喜、香草（如百里香或迷迭香等）。

做法：

1. 核桃用过滤水（可直接饮用的生水）浸泡一夜，洗净沥水催芽 12 小时，其间淋 2~3 次水；
2. 加适量味噌和百里香等香草拌匀；
3. 放入食物风干机以 41℃ 风干约 20 个小时（风干时间长短视温度及湿度而定）。

④ **食生版西芹船**

材料：

粗壮的西芹 1 棵、枸杞/红莓干/葡萄干/桑葚干适量。

酱汁：

任何一种自制酱汁，较浓为上；现成瓶装的杏仁酱、

芝麻酱亦可。

做法：

1. 西芹洗净，切成长约 4 厘米的小段；

2. 在每一段凹位处涂上酱汁；再放上一粒干果。

温馨提示：

√ 这是一个非常有意思的上菜方式，不但健康美味、
简易悦目、灵活多样，更可诱使对食生无认识、
无兴趣者食用。我们在制作时可尽情发挥创意。

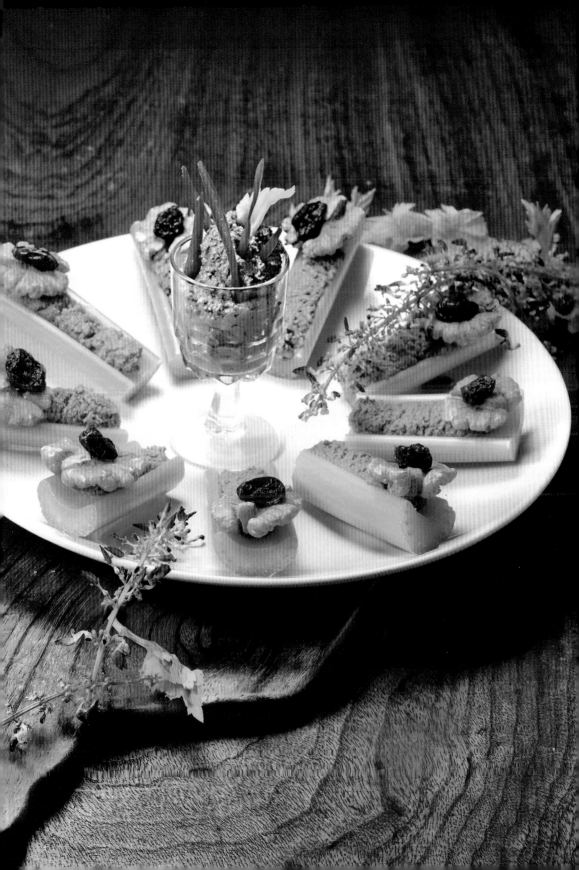

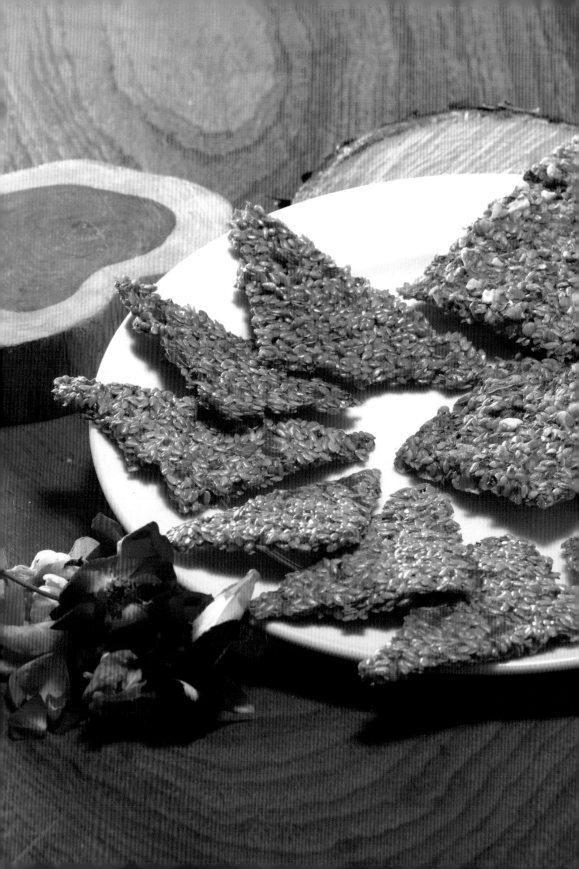

⑤　食生版亚麻籽饼

材料（18 个分量）:

亚麻籽 125 克、西芹 4 根、胡萝卜 1 根、香菜叶半杯、南瓜子 100 克（催芽）。

调味料:

香草适量、岩盐少许。

做法:

1. 亚麻籽加两倍过滤水（可直接饮用的生水）浸泡催芽；

2. 除亚麻籽外，其他材料分别放进食物处理器打碎成蓉（泥）；

3. 调味后，再加入亚麻籽拌匀；

4. 把搅拌好的材料铺在不粘纸上，约 1 厘米厚；

5. 放进风干机风干 8 小时，然后反转另一面再风干 12 小时，至变脆即可。

温馨提示:

√ 亚麻籽是营养学公认的超级食材，对我们身体运作贡献巨大，它的益处包括使肌肤娇柔亮泽、助减肥、改善女性经前综合征、降低胆固醇、降低血糖和胰岛素、缓解抑郁、缓解潮热、减低心脏负荷、改善水钠潴留、改善肾功能、改善便秘、促进细胞健康、促进脑筋灵活、令人精力充沛、抗癌功能明显、降低乳腺癌风险、预防心脏病及中风发作、改善器官组织发炎、提升抗压力、减轻过敏反应、减轻哮喘。一般人吃亚麻籽油来吸收其营养，更好的方法是把牛的亚麻籽放入蔬果昔中吃。不过现在越来越多的人爱上了亚麻籽饼，因为它营养好、美味又方便。

√ 风干后味道会变浓郁，所以调味时不用放太多岩盐，以免太咸。

⑥ 食生版菜叶脆脆

材料（1包分量）：

厚菜叶（如芥蓝叶、花菜叶、西兰花叶、羽衣甘蓝叶、君迭菜叶等）300克。

调味料（以下选一种）：

1. 腰果2杯、西红柿2个、红甜椒粉2~3茶匙、味噌3汤匙、酵母营养片2汤匙、辣粉少许（可不加）；

2. 生杏仁酱、鹰嘴豆味噌、橄榄油、岩盐少许。

做法：

1. 全部调味料放入搅拌机（最好用干杯）液化；

2. 菜叶洗净，晾干；

3. 将所得浆液平均铺在菜叶上；

4. 用风干机以41℃风干半天至1天（时间长短视温度及湿度而定），可试吃，变脆即可。

温馨提示：

√ 香口食品，许多人喜欢。原来即使是食生，一样做得出香喷喷的健康主食及小食，大快朵颐——只要有低温风干机。

√ 这是国际上非常受大众（包括非素食者）欢迎的一种小食。

√ 涂酱后可将菜叶折叠再风干，口感更佳，但需风干较长时间。做好后长期储存冰箱内，否则会变软（非常干燥的天气例外）。

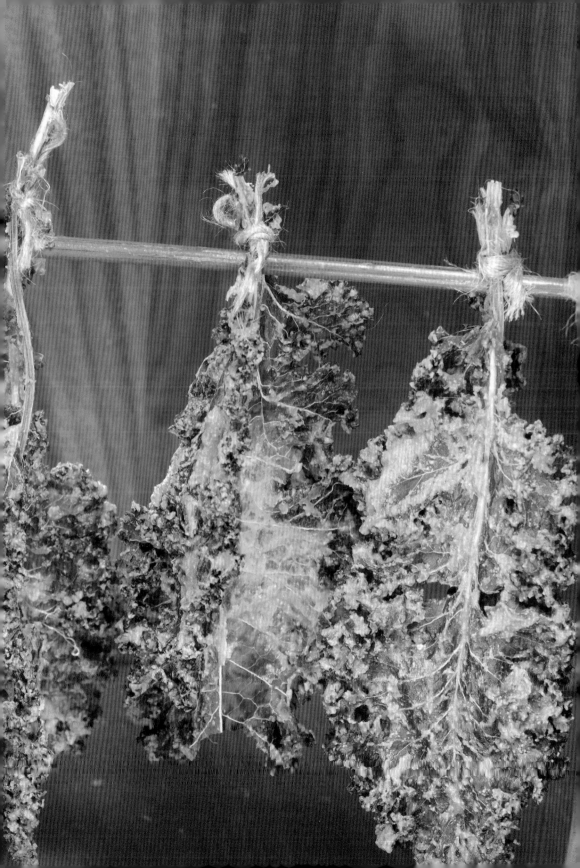

⑦ 食生版草饼

材料：

香蕉或椰青肉、（以下随心选三五种——）胡萝卜、西葫芦或木瓜或南瓜、无花果干或提子干、腰果或任何坚果、椰丝、苹果或菠萝或芒果。

调味料：

味噌或酱油少许、黑醋少许、椰子花蜜或椰子花糖随喜、椰子油（以上随口味选用，不必全选）。

做法：

1. 将全部材料放入搅拌机内，加一点水（如果水果分量多则不加更好），液化成极浓的浆糊；

2. 倒入风干机盘中的不粘纸面上；

3. 放进风干机，用41℃吹半天左右（期间最好反转整块饼方便吹干，拿走不粘纸再风干8~10小时即成，风干的时间长短视厚度、成分、天气湿度、要求的干度等而定；

4. 取出来切或剪成小块。

温馨提示：

√ 饼干许多人都喜欢吃，只是现时买得到的饼干几乎找不到对健康有益的——反式脂肪酸、奶粉、色素、小麦、白糖等，对身体都有严重的杀伤力。自己动手做，可以做出别出心裁、健康美味的艺术品。

√ 可以在风干前或中途在表面撒上各种营养小食（如螺旋藻）或碎片（如芝麻）增添口味。

√ 可以用榨汁的渣滓来作材料。

√ 在冰箱内可以保存一星期或更久。

❽ 食生版能量棒

材料：

杂坚果（腰果、杏仁、荞麦、葵花子、南瓜子等）共 3 杯、
干果（葡萄干、红莓干、椰子片、白桑葚等）共 1 杯、苹果
1 个、椰枣 3 粒。

调味料：

椰子花蜜半杯、肉桂粉适量、盐少许、云尼拿精油 1~2 滴。

做法：

1. 坚果最好先浸泡催芽；
2. 混入干果，并拌入调味；
3. 用风干机以 41℃风干约 12 小时至干脆；
4. 可加亚麻籽粉加强黏性。

温馨提示：

√ 这是一款饱受欢迎的零食，方便随身带备，在茶餐时间或
  旅途中充饥。

√ 由于容易被人接受，用以推广食生甚为管用。

√ 材料可以千变万化，大家尽可以多多发挥创意。

8.7 甜品

① 食生版蛋糕

材料:

香蕉（熟）6 根、无花果 10~20 粒、牛油果 3 个、葡萄干 4 杯、姜半块、柠檬汁半茶匙。

做法:

1. 香蕉去皮切片，无花果用少量清水浸泡 15 分钟，牛油果去皮去核切粒，葡萄干用少量清水浸泡 15 分钟，姜磨成蓉；

2. 把无花果和葡萄干加少量水在搅拌机搅成泥状；

3. 加入柠檬汁、3 根香蕉、姜蓉再用中速搅拌；

4. 倒入容器（蛋糕模、圆盘或大碗）内，放进冰箱冷冻数小时变硬；

5. 把牛油果及另外 3 根香蕉用搅拌机打成泥状，倒在"蛋糕"面涂均或砌字砌图案。

温馨提示:

√ "蛋糕"往往是食生盛宴中最讨喜的一道菜，也是长期大受欢迎的茶叙小食，更是贺寿婚礼或周年纪念庆典不可或缺的焦点，许多人当它作安慰食品。

√ 食生版蛋糕有别于市面上的各种蛋糕，是没有经高温处理全生的，这样可保留食物中的营养包括酵素，而且没有面粉或小麦，更没有化学添加剂、防腐剂、人工色素、精炼糖等，是纯天然的!

√ 食生版蛋糕千变万化，但又大致上万变不离其宗，通常用脂肪食材（坚果、椰青肉、椰子油等）加干果（葡萄干、无花果干、柿饼等）。

√ 混合搅拌液化或研碎而成，再加以装饰外面。

√ 大部分食生版蛋糕要放入冰箱又不宜久存，但也有少数例外。

√ 大部分食生蛋糕制作难度较高，本书介绍的两款是简易的入门版。

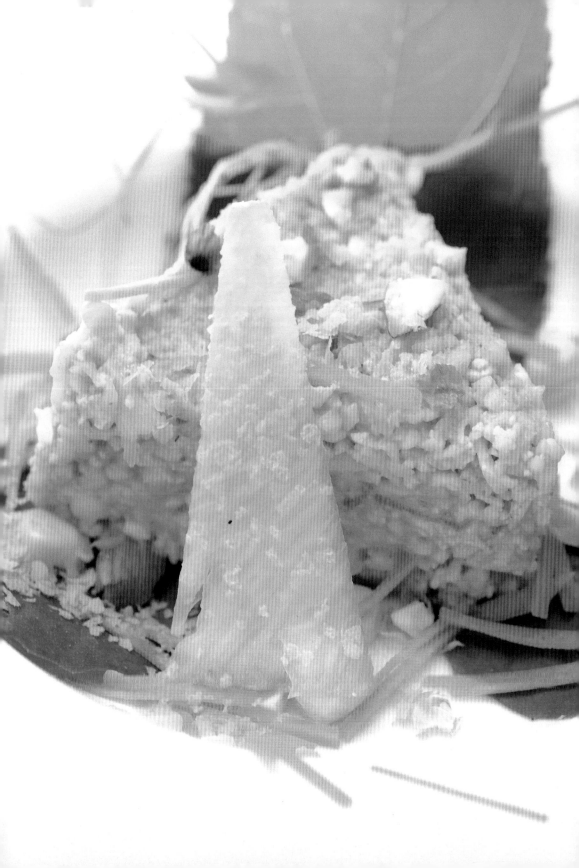

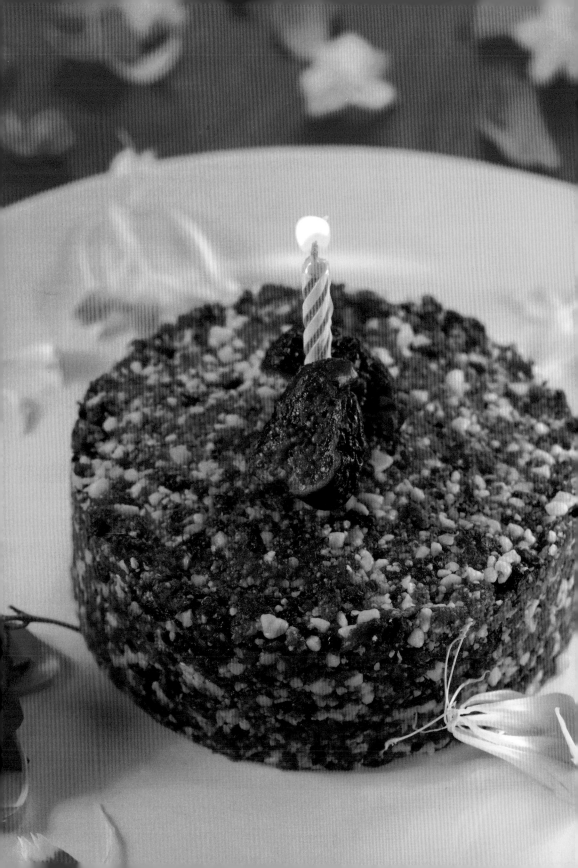

❷ 简易食生版蛋糕

材料:

柿饼适量、杏仁 / 腰果适量、柠檬适量（可以不用）。

做法:

1. 柿饼、杏仁用过滤水（可直接饮用的生水）浸 12 小时;

2. 放入搅拌机加少许过滤水高速搅拌成稠泥浆状;

3. 倒进蛋糕模内;

4. 放入冰箱冷冻 2 小时至硬即可享用。

温馨提示:

√ "蛋糕"是食生厨艺难度及材料成本特别高、程序尤其复杂的菜式，本款是最简化的做法，省钱省工夫。

√ 不用柿饼改选无花果干或葡萄干，效果也会很理想。

③ **100% 鲜果冰激凌**

材料:

新鲜水果（如香蕉、芒果、木瓜、草莓等）。

做法:

1. 将水果切成小块，分为数小份入小塑料盒中，置冰箱冷冻 6 小时变硬；

2. 把冰了的水果块放入高速搅拌器打滑即成；

3. 可以用冰激凌勺做出冰激凌形状，再放椰丝、生可可粉等装饰；

4. 或可倒入棒冰模型，做出特色棒冰。

温馨提示:

√ 这是最基本简易的食生版冰激凌的做法，可以轻易掌握技巧，然后发挥创意组合食材，玩味道、口感，玩颜色，玩疗效，随时依个人状态变化。

√ 最好首次只用熟香蕉试做，大家会惊讶赞叹，竟然那么可口又酷似一般的冰激凌，而且成本低廉。

√ 然后凭想象力与灵感加进菠萝、芒果、木瓜、草莓、甜瓜等水果，或者以螺旋藻粉、姜黄粉、甜菜根粉、可可粉、黑芝麻粉等来调色。

√ 也可以放入模格，冰冻成为冰棒。

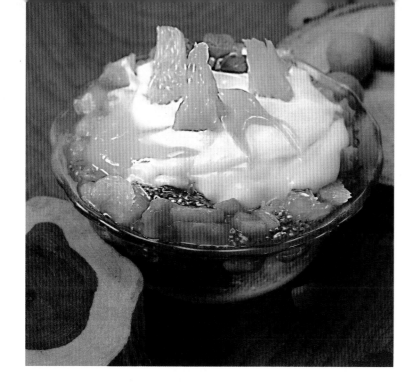

④ 活力缤纷水果杯

材料（2~3 人分量）:

红火龙果 1 个、白火龙果 1 个、香蕉 1 根、熟牛油果 1 个、
干桑葚数粒、南瓜子数粒。

调味料:

椰子花蜜 1 茶匙、柠檬汁 1 茶匙、杏仁酱适量。

做法:

1. 红火龙果、白火龙果切小方粒，香蕉切斜片；

2. 牛油果取肉压成茸，加入椰子花蜜和柠檬汁拌成酱；

3. 在透明杯先放红火龙果粒，淋上牛油果酱，再放白火龙果
   粒，加上香蕉片、坚果、干果，淋上杏仁酱即可享用。

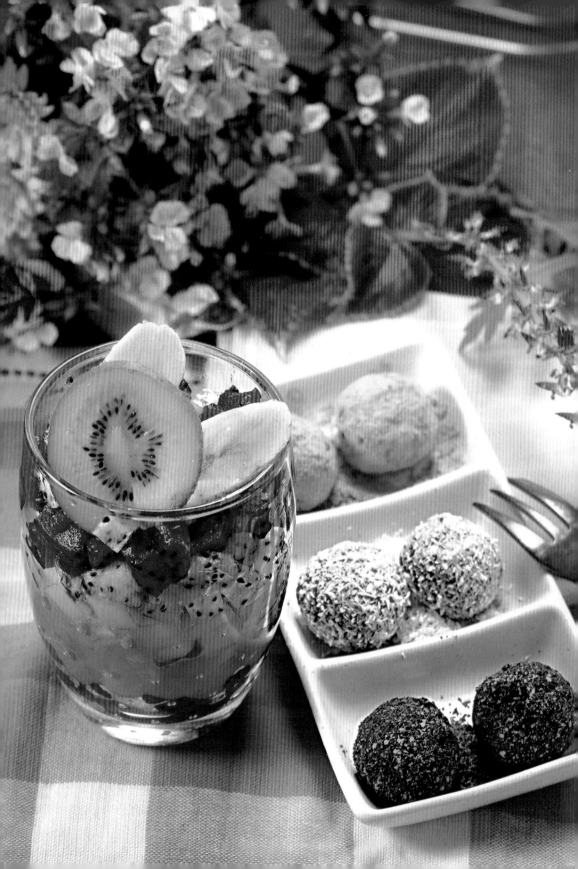

⑤ 食生版糖果球

材料（2人分量）：

杏仁 1 杯、天然椰枣 1 杯、椰青肉 1.5 杯。

做法：

1. 将椰青肉切小块放入食物风干机以 41℃ 风干 24 小时；

2. 将生杏仁用过滤水（可直接饮用的生水）浸泡 8 小时，
   去水放在过滤网内 24 小时，早晚冲 1 次水催芽；

3. 椰枣去核切粒；

4. 将半杯风干椰青肉用搅拌机干杯打成椰丝；

5. 将发芽杏仁、去核椰枣粒及风干椰青肉放入搅拌机内
   搅匀；

6. 搓成圆球，滚上椰丝即成。

⑥ 三色甜蜜蜜

材料:

碧根果 / 核桃（或其他坚果）1 杯、椰枣 8 粒、可可粉 1.5 汤匙、盐少许、椰丝随意。

做法:

1. 预先将果仁催芽后，再放进风干机风干至完全干身；
2. 将所有材料放进食物处理器搅拌成粉团，感觉黏度刚刚好可黏在一起便可；
3. 搓成球状，即成。
4. 可蘸椰丝或可可粉，更美观可口。

温馨提示:

可以加天然食材染出不同颜色，例如加甜菜根粉做成红色、加姜黄粉做成黄色。

⑦ 杨枝甘露

材料（2~3 人分量）:

奇亚籽 1/4 杯、椰青 3 个、金柚 1 个、芒果 1 个、荔枝或桂圆 1 杯、木瓜 1 小个。

做法:

1. 芒果、荔枝、木瓜、金柚去皮取肉切粒；
2. 奇亚籽半杯加过滤水（可直接饮用的生水）1 杯用汤匙拌匀，浸泡最少 1 小时（最好浸过夜）催芽；
3. 将椰青肉及椰青水用搅拌机搅拌成椰奶；
4. 将椰奶分几次倒入做法 1 的食材中，用汤匙拌匀；
5. 加入所有其他材料用汤匙拌匀，待 10~20 分钟让奇亚籽吸收椰奶及其他材料的水分和养分即成。

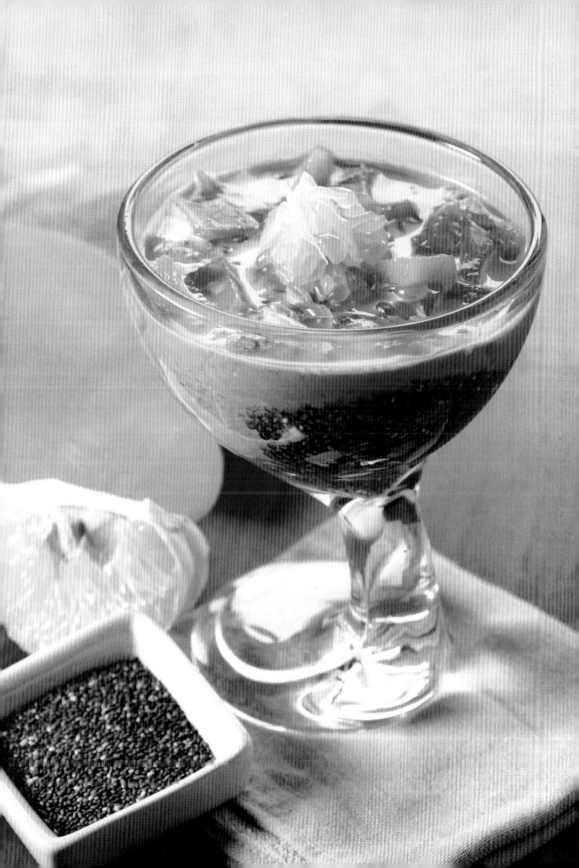

⑧ 果干软糖

材料（18条分量）：

红火龙果2个、苹果1个。

做法：

1. 将水果打成浆，铺于不粘纸上，风干约20小时成果干状；

2. 将果干卷成软糖，切成条或粒即成。

⑨ 芒果布丁

材料（2~4人分量）：

熟芒果2个、红薯苗2杯、熟香蕉1根或梨1个、青柠（连皮）1个。

做法：

1. 全部材料切碎粒放入搅拌机内高速液化；

2. 放入碗内待10分钟成啫喱状即成可口的绿蔬果布丁。

温馨提示：

√ 也可以改变材料，用其他食材代替芒果，如苹果、菠萝蜜、菠萝、百香果、榴莲、可可粉、巧克力块等。

⑩ 黄瓜甜点心

材料（2人分量）：

黄瓜（中）1条。

酱料：

芝麻酱2茶匙、香蕉1根、枸杞或黑提子干少许。

调味料：

姜黄粉或酱油（也可以完全不用）。

做法：

1. 黄瓜洗净切片（垂直切成薄块），平铺碟上；

2. 芝麻酱、香蕉、枸杞放入搅拌机内高速液化；

3. 橙皮先晒干或风干再用干磨机研成粉；

4. 将搅拌后的酱汁厚厚涂在黄瓜片上，中央置一粒枸杞或
   提子干然后奉客。

温馨提示：

√ 不用黄瓜亦可用茄子。

√ 葡萄多农药，找不到有机宁可不吃。

√ 芝麻酱亦可用生芝麻丁磨而成，或者改用核桃、杏仁、
   腰果等与香蕉一起放进搅拌机高速液化。

√ 如香蕉不够熟，或者想做特甜版的酱汁，可加无花果、
   椰枣、椰子花蜜之类的"加甜剂"。

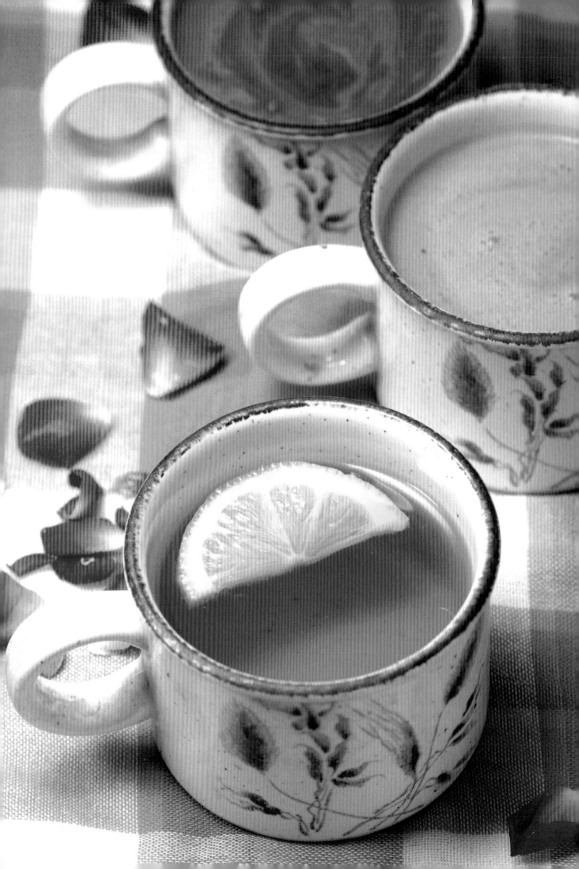

...

 8.8 饮品

...

...

...

...

...

...

...

...

...

...

...

...

...

...

...

...

...

...

...

...

...

...

...

...

...

...

...

...

...

...

...

...

...

...

...

...

...

...

...

...

...

...

...

...

...

...

...

...

...

...

...

...

...

...

...

...

...

...

...

...

...

...

...

...

...

...

...

...

...

...

...

...

...

...

...

...

...

...

...

...

...

...

...

...

...

...

...

...

...

...

...

...

...

...

...

...

...

...

...

...

② 食生版奶茶

材料：

腰果、生南非茶（rooibos tea）。

调味料：

加甜剂（甜菊叶、生椰子花蜜、生椰子花糖、生椰子果酱、生龙舌兰蜜等）适量，也可以不用。

做法：

1. 全部放入搅拌机，加入 3~4 杯过滤水（可直接饮用的生水）高速液化，即可享用；

2. 或用奶袋将渣隔掉，奶茶做出来口感更滑；

3. 也可以先将茶叶浸泡 1~2 小时出色出味，隔滤掉茶叶，再放入搅拌机内，连同腰果及加甜剂高速液化。

温馨提示：

√ "南非茶"又称"博士茶"，是由非洲南部盛产的一种灌木采叶制成，它不含咖啡因，可抑制基因突变、预防癌症、促进消化、保持心脏健康、预防糖尿病并发症、降低胆固醇和血压、强健骨骼。

√ 这种近年风靡全球的健康饮料味道既像红茶又像普洱，市面上有散装又有茶包装，如能找到未经高温及化学处理的就很理想（非常不容易）。用过滤水浸泡 1~2 小时就成为诱人的靓茶，在阳光下晒一会儿更添能量与滋味。

√ 为了达到"港式奶茶"的效果，多放一点茶叶，令味道更浓郁。

√ 冷天加暖水饮得更舒服、暖心。

③ 阳光柠檬茶

材料（2 杯分量）：

生南非纯茶粉 1 茶匙、柠檬片 6 片、过滤水（可直接饮用的
生水）500 毫升。

调味料：

加甜剂（甜菊叶、生椰子花蜜、生椰子花糖、生椰子果酱、
生龙舌兰蜜等）适量。

做法：

1. 全部材料放入玻璃杯或瓶内拌匀；

2. 加盖（最好是透明的）放在太阳下晒一会儿即成；

3. 可随口味所需配上"加甜剂"。

温馨提示：

√ 也可以先将茶叶浸泡 1~2 小时出色出味，隔滤掉茶叶，
   再放入柠檬块和加甜剂，用勺子稍为搅拌后饮用。

√ 柠檬浸泡 5 分钟以上会释出苦涩味，没有不良健康营养
   问题，但会减少吸引力。

√ 冷天加暖水饮得更舒服、暖心。

④ 红酒

材料：

雪梨、甜菜根（二者比例约为 3∶1）。

做法：

雪梨和甜菜根洗净去皮切条，榨汁混和即成。

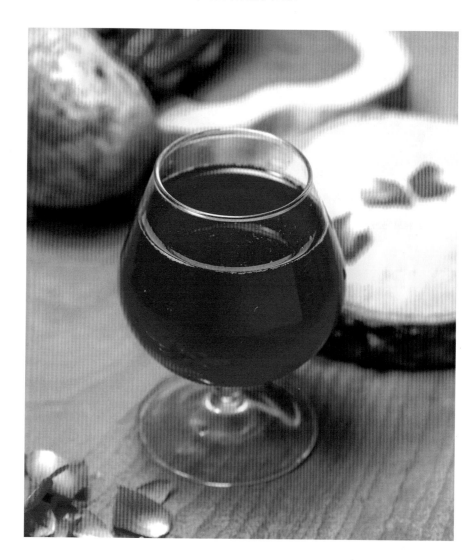

⑤ 香橙枸杞羹

材料（2 杯分量）：

橙子 3 个、枸杞 2 汤匙。

做法：

1. 橙子去皮去核，枸杞洗净后用少许（约 2 汤匙）水泡几分钟（不泡水亦可）；
2. 全部放入搅拌机加泡过枸杞的水高速液化，实时享用。

温馨提示：

√ 冷天加暖水饮得更舒服、暖心。

⑥ 补身红枣茶

材料（1 人分量）：

白萝卜干（菜脯）1 汤匙、约 1/4 个橙子的皮、红枣 2 颗。

做法：

1. 白萝卜干切碎粒，红枣去核切碎，橙皮切丝；
2. 用过滤水（可直接饮用的生水）泡数小时，即成。

温馨提示：

√ 红枣、白萝卜干不妨泡更长时间，天凉时甚至可以泡 1~2 天，但橙皮只宜泡几个小时，否则释出苦涩味。

√ 特别适合晚上喝，宁神助眠。

√ 女性月经期间，多喝有助减少不适。

√ 红枣、白萝卜干也可以吃掉，避免浪费。

√ 放到阳光下晒数小时，可吸收阳光的温暖，味道和能量都更理想

√ 冷天加暖水饮得更舒服。

❼ 朱古力布丁

材料:

可可粉、椰子粉或干椰子片、香蕉各适量。

做法:

1. 全部材料放进搅拌机或食物处理器，搅拌液化至浆状;
2. 倒入小杯内，实时享用。

❽ 香料椰汁

材料（2~3 人分量）:

椰青、印度式茶香料。

做法:

1. 打开椰青，倒出椰青水;
2. 加入印度式茶香料适量，用勺子搅匀（可放入密封的瓶内用力摇匀），即可享用。

温馨提示:

√ 印度式茶香料在印度杂货店有售，每种牌子味道不同。

√ 这是传统民间印度饮品，主要成分多为肉桂、姜、豆蔻、丁香、胡椒，具体组合各地各家有祖传秘方。

√ 香料中含大量补益的养分。

√ 印度式茶香料性热，可中和椰青水之偏寒，因此适合体质偏寒者。

√ 亦可加少许椰青肉用搅拌机搅匀，但勿搅得太久，以免破坏营养。

√ 香料使用宁少勿过量，由少开始。

√ 这是非常提神的饮品，适合早上工作时、精神低落时饮;晚上睡前饮会影响睡眠。

温馨提示

　　本书内容皆为个人的见闻分享与实践成效报告，并非医学建议。如果您还有健康方面的疑问或需求，请优先参考专业医务人员的建议。

周兆祥

读者故事

读者故事，"码"上阅读
天然食生，食出新生

参考文献

[1] 哈维·戴蒙德. 健康生活新开始 [M]. 海口：南海出版公司，2017.

[2] 五盛缘老爹. 我的单一饮食之路 [M]. 西安：西安交通大学出版社，2006.

[3] 卢丽爱. 我医我素 [M]. 南昌：江西科学技术出版社，2018.

[4] http://www.waldorfhomeschoolers.com/menstruation

[5] Kenton,Leslie.Passage to Power: Natural Menopause Revolution[M]. London:Ebury Press,1995.

[6] 希尔顿·赫特玛. 人本食气 [M]. 台北：橡实文化出版社，2015.

[7] 鹤见隆史. 早上断食，九成的毛病都会消失 [M]. 台北：时报出版社，2017.

[8] 艾德华·贺威尔. 酵素全书 [M]. 新北：世潮出版有限公司，2008.

[9] 威廉·戴维斯. 小麦完全真相：欧美千万人甩开糖尿病、肥胖、气喘、皮肤过敏的去小麦饮食法 [M]. 台北：天下杂志出版社，2014.

[10] 彼得·辛格. 动物解放 [M]. 北京：中信出版社，2018.

[11] 徐嘉. 非药而愈：一场席卷全球的餐桌革命 [M]. 南昌：江西科学技术出版社，2018.

[12] 坎贝尔. 救命饮食：中国健康调查报告 [M]. 北京：中信出版社，2011.

[13] 迈克尔·格雷格，吉恩·斯通. 救命 [M]. 北京：电子工业出版社，2018.

[14] 甲田光雄. 奇特的断食疗法 [M]. 北京：中国中医药出版社，2018.

[15] 姜淑惠. 这样吃最健康 [M]. 哈尔滨：北方文艺出版社，2010.

[16] 余浩，郑黎. 医间道：十站旅行带你进入中医殿堂 [M]. 北京：中国中医药出版社，2019.